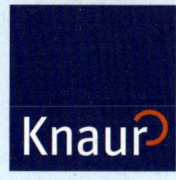

Christopher A. Weidner | Sui Xiang Dong

Der
Feng Shui
Doktor

Ganzheitlich gesund mit dem
traditionellen chinesischen Heilwissen

www.knaur-ratgeber.de

Inhalt

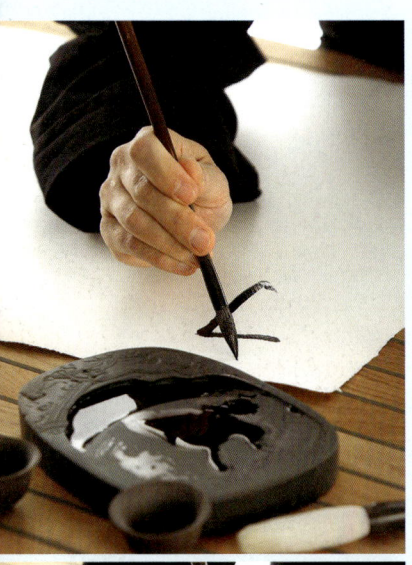

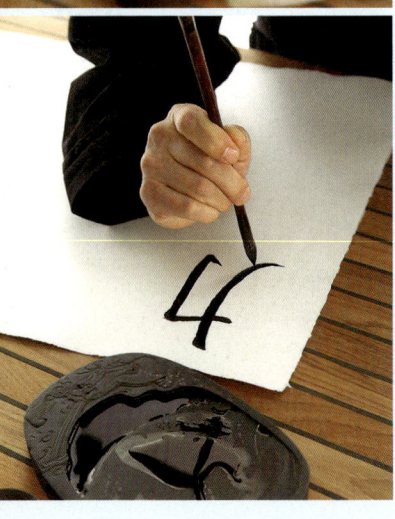

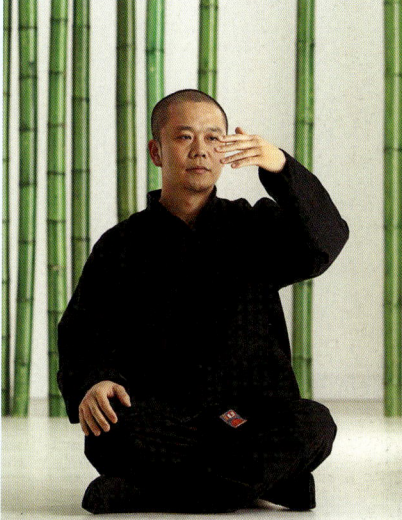

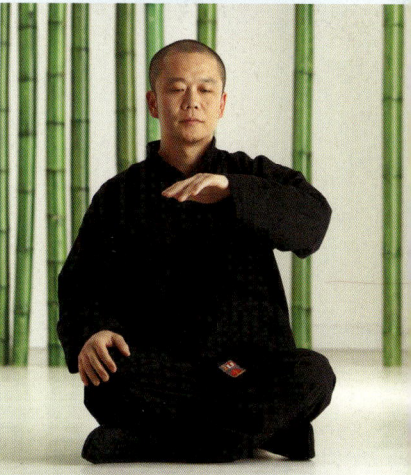

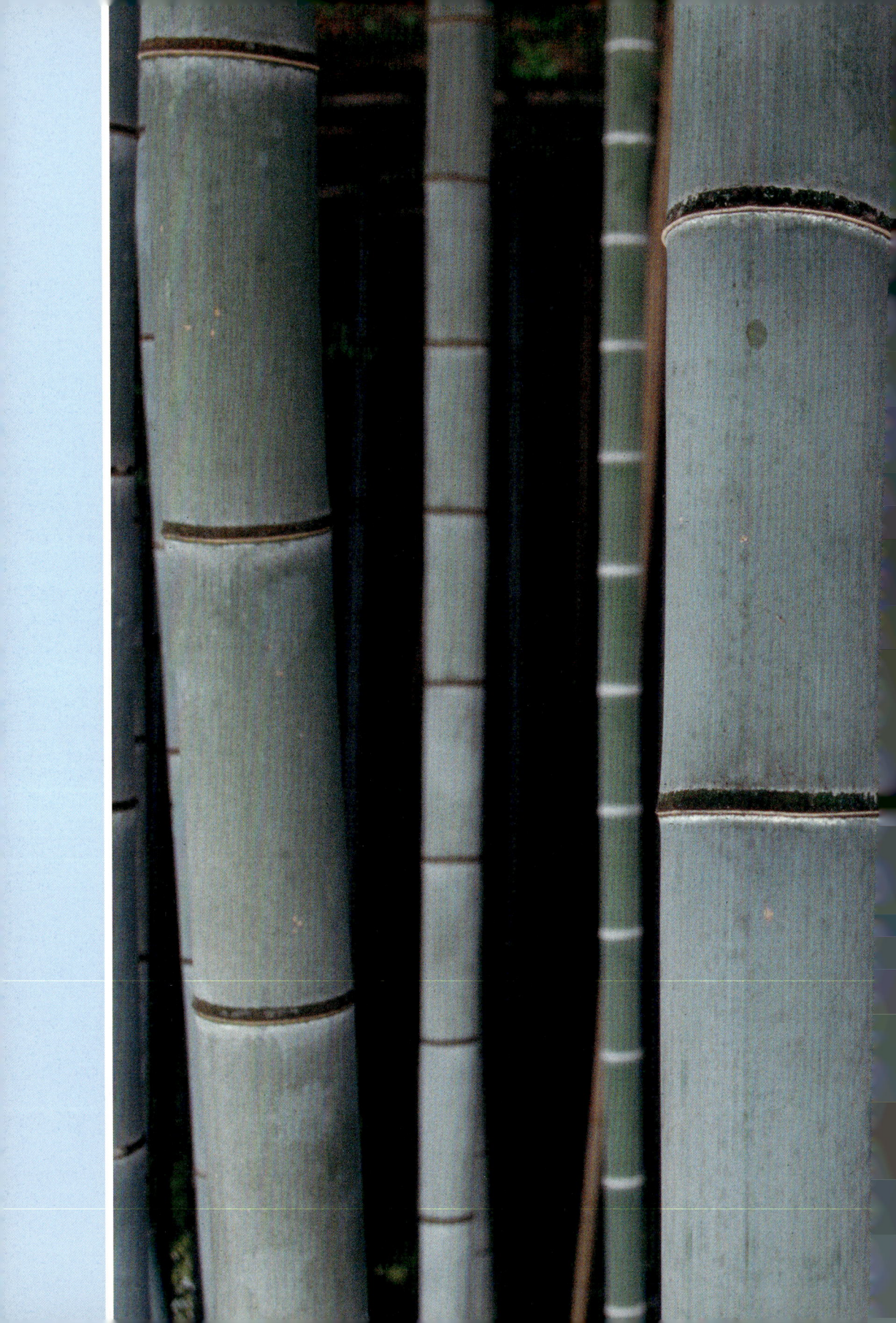

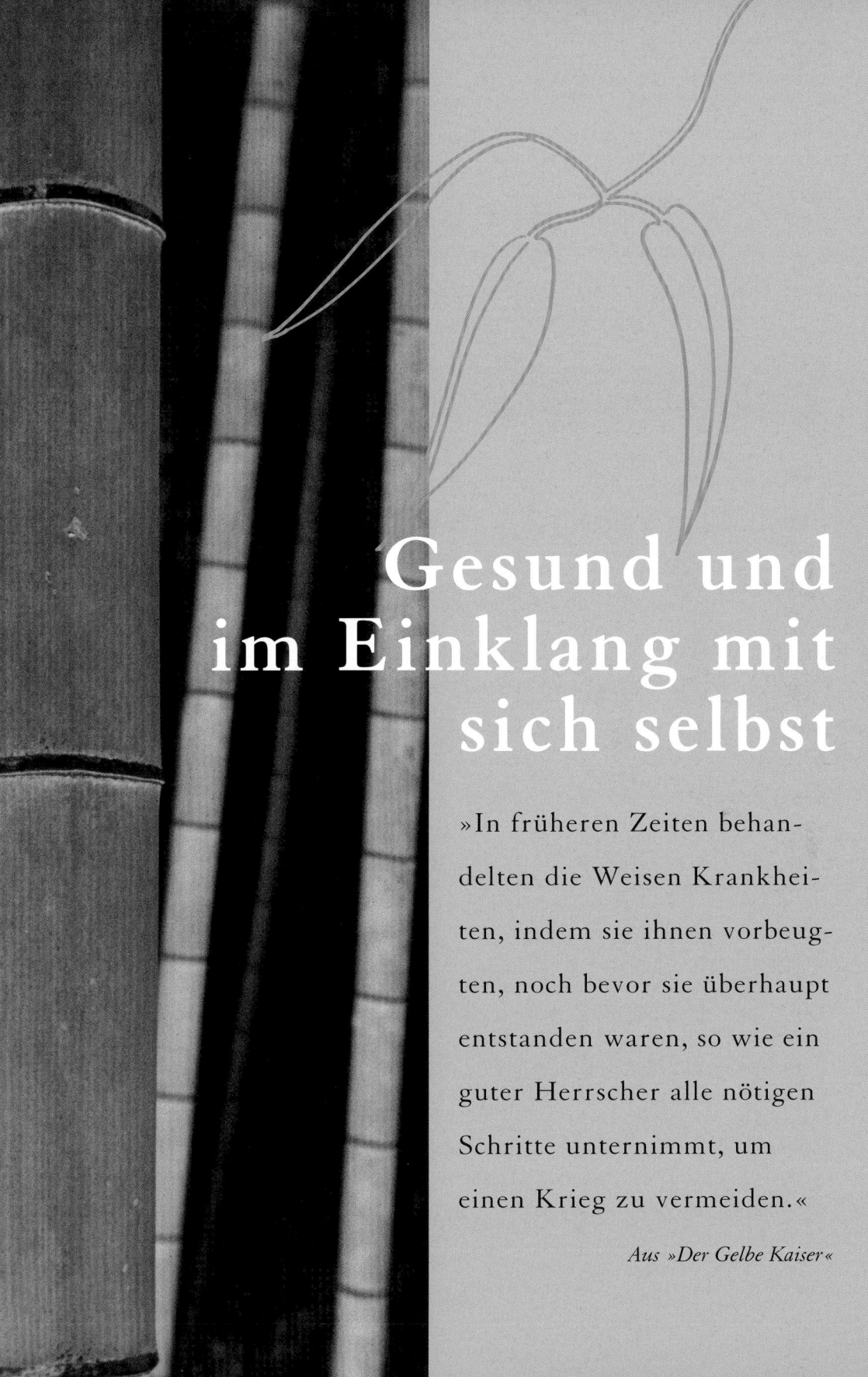

Gesund und im Einklang mit sich selbst

»In früheren Zeiten behandelten die Weisen Krankheiten, indem sie ihnen vorbeugten, noch bevor sie überhaupt entstanden waren, so wie ein guter Herrscher alle nötigen Schritte unternimmt, um einen Krieg zu vermeiden.«

Aus »Der Gelbe Kaiser«

Der menschliche Körper – ein Garten Eden

In alten chinesischen Schriften wird der menschliche Körper mit einem Garten verglichen, in dem herrliche Blumen blühen und heilkräftige Kräuter wachsen. Leben spendendes Wasser durchzieht diesen schönen Garten in sprudelnden Bächen und sammelt sich in idyllischen Teichen. Jeder Winkel ist ein Wunderwerk der Natur und lädt zum Verweilen und zum Staunen ein.

Wie sieht Ihr Garten Eden aus?

Wie anders ist dieses friedliche Bild von unserem Körper als das der westlichen Medizin: Wir vergleichen den Körper oft mit einer Maschinerie, die funktionieren soll und sich gegen äußere Einflüsse mit aller Macht zu verteidigen hat. Unser Immunsystem wird als Angriffs- und Verteidigungssystem verstanden, das sich gegen Aggressoren aus der Umwelt mit Gewalt zur Wehr setzt. In unserem Körper herrscht ununterbrochen Krieg! Entsprechend versteht der westliche Mensch den Arzt als einen Experten der Kriegsführung gegen Krankheiten.

Das Feng Shui der Gesundheit

Das Gleichnis von unserem Körper als Garten Eden vermittelt eine ganz andere Einsicht: Es geht nicht darum, Schlachten zu gewinnen, sondern eine Landschaft zur Blüte zu bringen. Die Welt, in der wir leben, ist nicht unser Feind, gegen den wir uns wappnen müssen, sondern eine Ressource, aus der wir die Kraft schöpfen, unseren Körper zu nähren und zu pflegen. Keine Militäreinheiten bewachen dieses kleine Paradies, sondern eine Schar freiwilliger Helfer, die unermüdlich für das Wohlergehen der Natur in ihm sorgen. Und je besser sie ihre Aufgabe erfüllen können, umso gesünder sind wir.

Gesundheit ist das Ergebnis des sorgsamen und liebevollen Umgangs mit unserem Körper. Es geht darum, seinen Körper gut zu behandeln, ihm wohlgesinnt zu sein und ihn mit dem Besten zu versorgen, was uns zur Verfügung steht – von Anfang an. Doch viele von uns beginnen erst dann »einen Brunnen zu bauen«, wenn der Körper unüberhörbare Warnsignale sendet. Der Feng-Shui-Doktor aber rät, sich gerade in den Zeiten, in denen es uns gut geht, nach Wasser zu graben und es zum Fließen zu bringen.

> **Gesundheit nach der Lehre des Feng Shui ist mehr als nur die Abwesenheit von Krankheit. Sie ist ein selbstverständlicher Zustand unseres Körpers – und darüber hinaus auch unserer Seele und unseres Geistes.**

Und genau darum geht es in diesem Buch: Es soll Ihnen zeigen, wie Sie Ihren Garten pflegen können, wie Sie gesund bleiben und wie Ihnen die uralten Kenntnisse der chinesischen Traditionen dabei helfen können.

Feng Shui – mehr als »Schöner Wohnen«

Die meisten Menschen kennen Feng Shui als Methode, ihr Haus oder ihre Wohnung nach bestimmten Kriterien einzurichten und zu gestalten. Sicherlich ist dieser Aspekt sehr wichtig, aber Feng Shui ist mehr als »Schöner Wohnen« für spirituell orientierte Menschen. Es ist eine Lebenseinstellung, die sich nicht nur in der Wahl und der Gestaltung der eigenen vier Wände zeigt, sondern auch im Umgang mit sich selbst und den Ressourcen, derer man sich bedient. Es geht im Feng Shui im weitesten Sinne darum, ein gesundes Leben im Einklang mit den Gesetzen der Natur zu führen. Es geht darum, ein Gleichgewicht zwischen dem Innen und dem Außen herzustellen.

Außen, das ist die Welt, die uns umgibt, unser Lebensraum, die Landschaft, die Kultur – alle Einflüsse unserer Umwelt, die auf uns einwirken. Dagegen betrifft das Innen unseren Körper, unsere Wahrnehmungen, unsere Empfindungen, aber auch unsere Gefühle, unsere Psyche und unseren Geist. Das Innen und das Außen bilden ein unauflösliches System und beeinflussen sich wechselseitig.

Die gesunde Umgebung

In der westlichen Denkweise setzt sich immer mehr die Vorstellung durch, dass der Mensch nicht von seiner Umgebung getrennt betrachtet werden kann. Viele unserer Eigenschaften, die wir vielleicht für ein typisches Merkmal unseres Charakters halten, entstehen in Wirklichkeit

Die vier Säulen der Gesundheit · *tipp*

Gesundheit und Wohlbefinden stellen sich ein, wenn wir innen und außen in Einklang bringen. Dazu gehört nicht nur das Wissen um die richtige Umgebung, sondern auch die Befriedigung unserer körperlichen Bedürfnisse. Insgesamt baut ein Feng Shui der Gesundheit auf vier Säulen auf:

1. gesunde Umgebung
2. gesunde Ernährung
3. gesunder Körper
4. gesunde Seele / gesunder Geist

erst, wenn wir uns in bestimmten Situationen wiederfinden. Dazu eine Anekdote: Der Lehrer schreibt einen Brief: »Sorgen Sie dafür, dass Ihr Sohn sein problematisches Verhalten in der Schule unterlässt.« Die Mutter schreibt einen Brief an den Lehrer: »Sorgen Sie dafür, dass Ihr Schüler mit seinem problematischen Verhalten, das er zu Hause zeigt, aufhört.«

Diese Geschichte zeigt zweierlei: Erstens ist unser Verhalten etwas, das sich in vielen Fällen nur in bestimmten Zusammenhängen zeigt und von bestimmten Umgebungen abhängt – viele unserer Eigenschaften und Wesensmerkmale sind keine unveränderlichen Charakterzüge, sondern werden durch bestimmte Umwelteinflüsse ausgelöst (»getriggert«) und damit sichtbar gemacht. Zweitens zeigt es, dass eine Verbesserung unseres Verhaltens nur dort erfolgen kann, wo es auftaucht.

So beeinflusst Ihre Umgebung Ihre Gesundheit

Auf unsere Gesundheit übertragen bedeutet das, dass Störungen in unserem Wohlbefinden, z. B. Krankheiten, in vielen Fällen erst in Wechselwirkung mit den Umständen, in denen wir leben, auftreten. Und es zeigt auch, dass eine dauerhafte Heilung nur dort erfolgen kann, wo wir die Symptome entwickeln – indem wir die Umgebung ihrerseits heilen.

Das ist das Konzept des Feng Shui: Wir gestalten unseren unmittelbaren Lebensraum so, dass er unsere guten Seiten fördert. Auf diese Weise stabilisieren wir die Gesundheit von Körper, Seele und Geist. Ganz anders unser westliches Verständnis von Gesundheit: Hier gehen wir davon aus, dass Krankheit etwas ist, das wir haben und das wir deshalb loswerden müssen. Dazu fügt die westliche Medizin dem Körper in der Regel etwas hinzu, z. B. Medikamente, Vitamine ..., weil sie davon ausgeht, dass ihm etwas fehlt. Krankheit ist eine Eigenschaft des Menschen, so die westliche Auffassung.

Krankheit als Folge mangelnder Balance

In der fernöstlichen Tradition gehen wir von einem anderen Bild aus: Krankheit ist keine Eigenschaft, sondern ein Zustand, genauer gesagt ein Zustand fehlender Balance. Im Grunde muss nichts hinzugefügt oder entfernt, sondern lediglich Vorhandenes wieder ins Gleichgewicht gebracht werden.

> Aus Unordnung wird Ordnung, indem das, was aus dem Gleichgewicht geraten ist, wieder ins Lot gebracht wird – so wie wir aufräumen, Überflüssiges entsorgen und gründlich lüften, um uns in unserer Wohnung wieder wohlzufühlen.

Feng Shui, Qi Gong, Traditionelle Chinesische Medizin – diese uralten Methoden zur Förderung der Gesundheit verfolgen diesen inzwischen auch bei uns immer mehr beachteten Ansatz schon seit Hunderten von Jahren. Aus ihrer Sicht sind Maßnahmen wie Kuren und Klinikaufenthalte, bei denen Menschen in einer völlig fremden Umgebung geheilt werden sollen, nicht das Mittel der Wahl. Sie stellen vielmehr die Heilung der Beziehung des Menschen mit seiner Umwelt in den

Vordergrund. Ist die Umwelt des Menschen gesund, ist es auch der Mensch selbst, denn in der fernöstlichen Tradition ist Gesundheit der Zustand, in dem sich alles an seinem natürlichen Platz befindet.

Die gesunde Ernährung

Wie lange liegt Ihre letzte Diät zurück? Und wonach haben Sie sich dabei gerichtet? Haben Sie Kalorien gezählt und nur noch fettreduzierte Waren gekauft? Haben Sie auf Kohlenhydrate verzichtet und dafür mehr Eiweiß zu sich genommen? Essen Sie jetzt mehr Salate und Rohkost? Oder haben Sie sich für Trennkost entschieden? Vielleicht sind Sie auch Vegetarier oder gar Veganer geworden? Von all diesen Dingen hält die chinesische Ernährungslehre wenig bis gar nichts – denn sie basiert auf einem ganz anderen Grundgedanken.

Worauf es wirklich ankommt

Über seine Ernährung steht der Mensch im Austausch mit der Umwelt. Er nimmt Stoffe auf, verarbeitet sie und gibt das, was er nicht mehr benötigt, der Umwelt wieder zurück. Ernährung ist ein Kreislauf, von dem beide Seiten profitieren. Sie ist das materielle Band, das uns mit der Welt verbindet.

Während wir in der westlichen Tradition vor allem darauf achten, welche Inhaltsstoffe die Lebensmittel, die wir zu uns nehmen, besitzen, interessiert sich die chinesische Ernährungslehre nicht für Vitamintabellen, glykämische Indizes oder Fettprozente. Für sie ist ein Lebensmittel in erster Linie etwas, das unser Gleichge-

wicht beeinflusst, genauer gesagt das Qi, den Fluss jener Energie also, die alles Leben auf der Welt aufrechterhält und sich entwickeln lässt.

Um die Wirkung der verschiedenen Nahrungsmittel besser beschreiben und diese einteilen zu können, hat sich in der chinesischen Ernährungslehre ein ausgeklügeltes System herausgebildet.

Die chinesische Ernährungslehre

Im Gegensatz zu den Hunderten von Diäten, die uns zeigen wollen, wie wir unsere Mahlzeiten so zusammenstellen, dass sie uns gesund, schlank und schön machen, fragen Feng-Shui-Diäten nicht danach, wie viel wir essen und wie viele Milligramm dieser oder jener Substanz wir dabei konsumieren. Sie fragen, ob ein Lebensmittel den Qi-Fluss verbessert. Ein gutes Beispiel dafür ist das allgemeine

Unverständnis der chinesischen Ernährungsexperten gegenüber der Vorstellung, man müsse weniger essen, um abzunehmen. Dies halten sie für grundlegend falsch, ja sogar gefährlich, denn nicht die Menge des Essens macht dick, sondern das, was wir essen, und vor allen Dingen unter welchen Umständen!

Die Nahrungsaufnahme zu unterbrechen bedeutet, die Verbindung mit der Umwelt zu verlieren, aus der wir »frisches Qi« beziehen. Und ist diese unterbrochen, beginnen wir, unsere Lebenssubstanz – Jing genannt – aufzuzehren, um zu überleben. Ist schließlich alles Jing aufgebraucht, erlischt das Leben. Jede Diät, die darauf beruht, durch Fasten schlank zu werden, verkürzt dieser Vorstellung nach also unsere Lebensdauer.

Aus Sicht der Ernährungsexperten ist es viel entscheidender, wie wir essen und welche energetische Qualität das Lebensmittel mitbringt, das wir zu uns nehmen: Bringt es den Qi-Fluss in Schwung? Oder bremst es ihn ab? Welche Organfunktionen unterstützt es? Gibt es uns Energie – oder nimmt es sie? Baut es Qi auf oder leitet es Qi aus?

> ▄ Auch die Umwelt spielt eine wichtige Rolle. Dabei finden sowohl der räumliche (die Umgebung und die Körperhaltung, in der wir essen) als auch der zeitliche Faktor (Uhrzeit und Abstände zwischen den Mahlzeiten) Beachtung. ▄

Um das zu entscheiden, werden die Lebensmittel nicht chemischen Analysen unterzogen, sondern nach anderen Kriterien beurteilt, z. B. nach ihrem Geschmack, ihrer Farbe und ihrer Form, aber auch danach, wo sie wachsen und wie sie sich beim Kochen verändern.

Viele dieser jahrhundertealten »Geheimnisse« der fernöstlichen Gesundheitslehre fassen langsam, aber sicher auch bei uns Fuß und werden in einigen der modernen Diätformen mit großem Erfolg berücksichtigt – z. B. bei der immer populärer werdenden Ernährung nach den fünf Elementen, der auch die Ernährungsvorschläge in diesem Buch folgen.

Der gesunde Körper

In der chinesischen Tradition heißt es, dass das Qi der Bewegung folgt und die Bewegung dem Qi. Diese Aussage zeigt, dass es sich bei Qi um die Dynamik des Lebens handelt, gewissermaßen um das Merkmal des Lebendigen. Und sie zeigt, dass das Gesundsein, sich vital und lebendig fühlen, eine Frage der Bewegung ist. Doch ebenso wie in China die Frage nach der gesunden Ernährung anders beantwortet wird als bei uns, ist dies kein Plädoyer für mehr Sport. Gerade extreme körperliche Betätigung, das »Auspowern« beim Krafttraining oder exzessives Laufen, wird mit großer Skepsis betrachtet, verbraucht es doch ebenso wie die übertriebene Enthaltsamkeit bei der Nahrungsaufnahme das kostbare Lebenselixier Jing. Gesunde Bewegung im Sinne des Feng Shui ist nicht der Besuch von Fitnessstudios, sondern das bewusste Lenken von Qi durch behutsame und konzentrierte Bewegungsfolgen. Indem wir uns den Qi-Fluss im Körper vergegenwärtigen und ihm mit unseren Bewegungen folgen, regen wir ihn an und harmonisieren ihn zugleich.

Die Sicht der Traditionellen Chinesischen Medizin

Wer sich mit Gesundheit aus Sicht der Traditionellen Chinesischen Medizin beschäftigt, kommt nicht umhin, sich mit dem komplexen System der Meridiane und Energiezentren auseinanderzusetzen, also den Leitbahnen und Kanälen, die unseren Körper durchziehen, um ihn mit Qi zu versorgen. Die Akupunktur und die in diesem Buch angesprochene Akupressur (siehe Seite 98) haben mittlerweile auch bei uns im Westen viele Anhänger gewonnen – und das zu Recht: Zahlreiche Menschen haben durch die Stimulierung der Meridiane an den sogenannten Akupunkturpunkten, an denen das Qi besonders nah an der Körperoberfläche fließt, eine Linderung oder gar Heilung ihrer Leiden erfahren. Und das, obwohl alle Versuche, einen nach unseren wissenschaftlichen Kriterien beweisbaren Zusammenhang zwischen dem Meridiansystem und dem physischen Körper herzustellen, bislang gescheitert sind.

Feng Shui – die Akupunktur des Raums

Feng Shui wird immer wieder auch als die »Akupunktur des Raums« bezeichnet, um deutlich zu machen, dass beide Disziplinen auf den gleichen Grundlagen aufbauen – dem Bewegen und Sammeln von Qi. Eine energetisch vorteilhafte Umgebung ist für die Gesundheit genauso wichtig wie das harmonische Fließen des Qi in unserem Körper. Dort, wo sich in unserer Umgebung Blockaden ergeben und der Qi-Fluss an seiner natürlichen Entfaltung gehindert wird, entstehen Schwäche und Unglück. Nicht anders verhält es sich mit Blockaden und Stauungen in unserem Körper: Sie beeinträchtigen unser Wohlbefinden und zeigen sich in Krankheiten. Und genauso, wie wir beim klassischen Feng Shui die Ordnung des Raums mit Hilfe von gezielten Eingriffen in seine Struktur wiederherstellen, nutzen die chinesischen Ärzte die besonderen Punkte auf der Haut, um mit Nadeln oder durch Fingerdruck den Qi-Fluss wieder in Gang zu setzen.

Gesunde Seele – gesunder Geist

Die meisten Menschen verbinden mit Gesundheit, frei von körperlichen Beschwerden zu sein. Doch jeder weiß, dass nicht nur der Körper allein ausschlaggebend für unser Wohlbefinden ist, sondern auch, ob wir uns psychisch und mental im Gleichgewicht befinden. Für die

Bitte unbedingt beachten

info

Wer wirklich krank ist, sollte auf jeden Fall einen Arzt aufsuchen, denn dieses Buch soll und kann eine medizinische Behandlung nicht ersetzen. Sein Anliegen ist vielmehr die Förderung von Gesundheit durch eine Lebensweise, welche die Grundprinzipien des Feng Shui berücksichtigt.

Chinesen besteht ohnehin kaum ein Unterschied zwischen Körper, Geist und Seele. Sie alle werden von demselben universellen Lebensprinzip bewegt – dem Qi. Ob Ernährung, Bewegung, Atmung oder Raumgestaltung, stets wird auch der Geist des Menschen angesprochen, seine Gefühle, seine Vorstellungskraft, seine Gedanken.

Körper, Seele und Geist – eine Einheit

Was in der chinesischen Tradition selbstverständlich ist, ist es für uns westliche Menschen nicht. Wir haben gelernt, zwischen Körper, Seele und Geist zu unterscheiden und sie getrennt zu betrachten. Erst in jüngerer Zeit begreift man wieder, wie wenig diese Trennung der Alltagserfahrung des Menschen entspricht: Gedanken können Gefühle in uns auslösen, Gefühle veranlassen uns zu Handlungen, Handlungen verändern unsere Umwelt, und die veränderte Umwelt wiederum löst seelische Prozesse aus. Wir machen uns neue Gedanken und so weiter und so fort. Denken, fühlen, handeln –

nichts davon geschieht isoliert. Wenn wir heiter und gelassen sind, sind unsere Gedanken klarer und unsere Handlungen stehen deutlicher im Einklang mit unseren Bedürfnissen. Wir fühlen uns insgesamt »im Fluss«.

Wenn wir uns ärgern, ändern sich automatisch auch unsere Gedanken. Sie können uns beherrschen, werden durch Gefühle von Zorn und von Rache verstärkt und veranlassen uns möglicherweise zu Handlungen, die wir später bereuen.

Wie Gefühle den Qi-Fluss beeinträchtigen

Bilden unsere Gedanken, Gefühle und Handlungen eine Einheit, nennen wir das Gesundheit. Driften sie jedoch auseinander und fühlen wir uns zerrissen zwischen verschiedenen, oftmals widersprüchlichen Impulsen, dann ist das Ausdruck dafür, dass wir aus der Balance geraten sind und unser Qi-Fluss beeinträchtigt ist. Die Lehre der fünf Elemente (siehe Seite 24 ff.) ist hier der Schlüssel, um wieder ins Gleichgewicht mit sich selbst zu gelangen.

info | Die Kraft der Tuschekunst

Neben Meditation und Reflexion über Ihr gegenwärtiges Leben schlagen wir vor, die chinesische Tuschekunst einzusetzen. Das Malen chinesischer Schriftzeichen ist ein Akt höchster Konzentration und Besinnung auf das Wesentliche. Im Pinselstrich verbinden sich Körper, Seele, Geist und Umwelt zu einer unauflöslichen Einheit. Diese Erfahrung wird Ihnen zu einem Reservoir mentaler Kraft werden, aus dem Sie im Alltag schöpfen können. Mehr dazu ab Seite 116.

Qi – der Atem des Lebens

Qi kann sich sammeln oder sich zerstreuen, es kann klar sein oder trüb, es kann

blockiert sein oder frei abfließen. Gutes Feng Shui zeichnet sich dadurch aus, dass es

Qi hält, aber nicht am Fließen hindert, denn wo es fließen und sich entfalten kann,

herrschen Wohlstand und Wohlergehen. Das Konzept von Qi ist der Schlüssel

zur erfolgreichen Anwendung von Feng Shui.

Eine Kernidee chinesischen Denkens

Der Begriff des Qi ist im chinesischen Denken allgegenwärtig. Dabei ist das, was mit Qi gemeint ist, so umfassend und vielschichtig, dass es schwierig ist, eine Übersetzung zu finden, die allen Facetten gerecht wird. Häufig wird Qi mit »Lebensenergie« wiedergegeben, insbesondere im Zusammenhang mit der Traditionellen Chinesischen Medizin. Wir finden aber auch Übersetzungen wie »Kraft«, »Leben spendendes Prinzip« oder – etwas konkreter – »Atem«, »Luft«, »Dampf«. Qi kann sowohl einen körperlichen als auch einen seelischen Aspekt meinen, es kann sich auf physikalische und technische Prozesse ebenso beziehen wie auf psychologische.

Was ist Qi?

Qi ist der Antrieb alles Lebendigen. Wenn wir im Feng Shui sagen, dass Qi fließt, dann ist weniger gemeint, dass ein wie auch immer geartete Energiestrom vorhanden ist, sondern vielmehr, dass überhaupt Leben vorhanden ist.

Das chinesische Schriftzeichen für Qi (siehe Seite 14) setzt sich aus den beiden Zeichen für Reis und Dampf zusammen und so entsteht das Bild eines Kochtopfs mit dampfendem Reis oder auch des Dunstes, der morgens über den nebligen Reisfeldern aufsteigt. Qi hat also diese beiden Qualitäten: Einerseits ist es leicht und flüchtig wie der Dampf, andererseits aber auch dicht und schwer wie Reis: Sein Konzept umfasst Materielles genauso wie Immaterielles und weist darauf hin, dass das, was uns nährt, sowohl geistig-spiritueller (Dampf) als auch körperlicher Natur (Reis) sein kann.

In diesem Sinne ist Qi weder Substanz noch Energie, sondern das, was das Leben aufrechterhält – oder einfacher: was die Welt in Bewegung hält, angefangen vom Wachstum der Bäume bis hin zur Bewegung der Planeten.

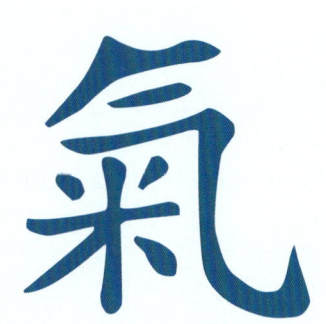

- Das chinesische Schriftzeichen für Qi setzt sich zusammen aus den Zeichen für Reis und für Dampf und symbolisiert so die Kombination aus Materie und Geist.

Das Wesen von Qi

Wir müssen Qi nicht im wissenschaftlichen Sinne verstehen, uns nicht der Frage widmen, ob es sich bei Qi um eine messbare Energie handelt oder um irgendein spirituelles Konzept. Um Qi zu erfahren, reicht es, ganz einfach die Augen offen zu halten und die Umgebung um sich herum bewusst wahrzunehmen, denn die meisten Erkenntnisse über das Qi basieren auf der Betrachtung natürlicher Formen und Prozesse: Berg und Tal, Wasser und Land, Himmel und Erde, Tiere und Pflanzen, Mensch und Natur – sie alle offenbaren das Wesen des Qi.

Woran Sie Qi erkennen

Eine der wichtigsten Schulen des Feng Shui, die sogenannte Formen-Kraft-Schule, hat die grundlegenden Merkmale, an denen Sie Qi erkennen können, in folgenden fünf Prinzipien gesammelt:

1. Die Landschaft bildet das Qi der Erde ab.
2. Wasser und Qi sind miteinander verbunden.
3. Qi ist dort, wo Yin und Yang sich berühren.
4. Qi folgt der Aufmerksamkeit.
5. Qi folgt der Bewegung und die Bewegung folgt Qi.

Insbesondere die letzten beiden Grundsätze haben in der praktischen Anwendung große Bedeutung, denn sie zeigen, dass wir Qi bewegen können – indem wir uns selbst bewegen, aber auch durch unsere Konzentration und Vorstellungskraft.

Die vier Wege des Qi

Wenn Gesundheit also bedeutet, dass wir den Qi-Fluss in uns und um uns stärken und beleben, verfügen wir damit über vier Wege des Qi:

1. Wir können unsere Umgebung so gestalten, dass Qi ungehindert fließen kann (siehe Seite 48). Dies ist das Grundanliegen des klassischen Feng Shui.
2. Wir können auf das Gleichgewicht der Dinge achten, mit denen wir uns umgeben und die wir zu uns nehmen. Die Lehre von der Ernährung basiert auf diesem Grundsatz (siehe Seite 68).

3. Wir können Qi bewegen, indem wir uns bewegen. Die Lehre des Qi Gong orientiert sich daran (siehe Seite 89).

4. Wir können Qi lenken, indem wir unsere Vorstellungskraft gezielt einsetzen (siehe Seite 111).

Diese vier Wege sind auch die Grundlage für den praktischen Teils des Buches. Dabei bewegen wir uns von außen nach innen, von der materiellen Seite (Gestaltung der Räume) hin zur geistigen (Harmonisierung von Seele und Geist). Da jedoch Qi alle Aspekte unseres Lebens zur gleichen Zeit durchzieht, sind die vier Wege unauflöslich miteinander verquickt. Wenn wir uns also einem der Wege zuwenden, werden wir ganz von selbst auch Fortschritte auf den anderen machen. Wer sich mit seinem Lebensraum beschäftigt, tut gleichzeitig auch etwas für die Heilung von Körper, Seele und Geist – und umgekehrt.

Wie wirkt Qi?

Die Funktionsweise von Qi lässt sich am besten mit einer seiner augenfälligsten Erscheinungsformen veranschaulichen – dem Kreislauf des Atems: Beobachten Sie für einige Momente Ihre Atmung. Spüren Sie die Zirkulation, den Wechsel von Leere und Fülle in Ihrem Körper?

Stellen Sie sich den Atem als eine Kreisbewegung vor: Die Luft wird im oberen Teil des Körpers eingesogen, sinkt nach unten und steigt dann wieder aufwärts, um den Körper zu verlassen. Und genau diese kreisförmige Bewegung, die niemals stagniert, ist das typische Merkmal von Qi. Betrachtet man dabei nicht nur die räum-

liche Ausdehnung, sondern auch die zeitliche, kann man diese Bewegung in Form einer Welle darstellen. So wird jeder Zyklus zu einer Abfolge von periodischen Pendelbewegungen von oben nach unten oder von links nach rechts – je nach Perspektive. Und genau dies ist das Schlüsselbild für die Wirkkraft des Qi.

Der Atem versorgt beim Einatmen den menschlichen Körper mit Sauerstoff und transportiert beim Ausatmen giftiges Kohlendioxid nach außen. Alle diese Funktionen sind in Qi enthalten: Es führt die Energie mit sich, die das Leben ermöglicht und reinigt, indem es schädliche Stoffe bindet und entsorgt.

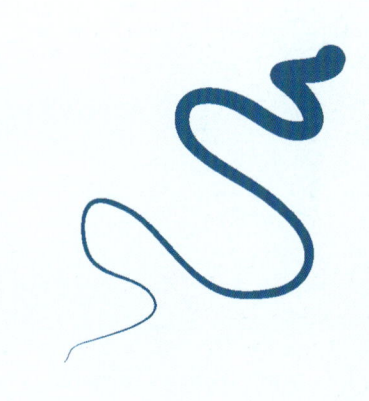

■ Qi folgt einer Bewegung, die durch ein fließendes Hin und Her beziehungsweise Auf und Ab gekennzeichnet ist – wie eine Schlange, die sich vorwärtsbewegt.

Das Qi des Körpers

Im Buch der Gräber lesen wir: »Das Qi reitet den Wind und verstreut sich und das Wasser begrenzt es und erzeugt Stillstand. Die Erfahrung der Alten sagt uns, dass es besser ist Qi zu sammeln, als es zu zerstreuen. Es geht um Fluss und Sammlung des Qi, deshalb nennen wir die Technik Wind und Wasser.«

Dahinter verbirgt sich auch für das Feng Shui des Körpers eine wichtige Botschaft: Es geht darum, das Qi in Bewegung zu halten (Wind), aber auch darum, es zu sammeln (Wasser), um zu verhindern, dass es sich zerstreut. Denn nur wenn wir die Kräfte von Wind und Wasser in uns in Balance halten, erreichen wir den für unsere Gesundheit optimalen Zustand.

> ▬ Wenn wir Feng Shui beherrschen, dann verstehen wir, wie wir mit unserem Körper und seiner Umwelt umgehen müssen, damit die Lebenskraft bei uns bleibt. ▬

Das Qi-Feld – unser Schutzschild gegen Krankheiten

Qi durchdringt unseren Körper und umgibt ihn – für das Auge unsichtbar – mit einer Art Energiefeld, einer Aura. Diese Aura gibt Aufschluss über das Funktionieren des Qi-Flusses in unserem Körper. Sie zeigt uns, ob unser Qi »gesammelt« ist und uns wie eine Schutzhülle umschließt oder ob es »zerstreut« ist und uns diesen lebenswichtigen Schutz nicht spenden kann. Denn fällt die Kraft des Qi-Feldes unter ein bestimmtes Niveau, ist unser Körper schädlichen Umwelteinflüssen schutzlos ausgeliefert und wird krank.

Warum die richtige Schlafposition so wichtig ist

Bis zu einem gewissen Grad ist die Stärke des Qi-Feldes auch natürlichen Schwankungen unterworfen, wobei sie am schwächsten ist, wenn wir schlafen. Deshalb ist die Frage, wie wir uns betten, von so enormer Bedeutung: Ungünstige Einflüsse während des Schlafs werden von unserem Körper ungleich stärker registriert als im Wachzustand. Daher besteht eine der ersten Aufgaben darin, mit Hilfe der im Feng Shui verankerten Kriterien die richtige Schlafposition zu finden. Sie ist der Garant dafür, dass wir uns im Schlaf wirklich erholen können und unserem Körper die Gelegenheit geben, das Qi-Feld zu regenerieren. Schlechter Schlaf schafft gewissermaßen den Nährboden für Krankheiten aller Art.

Der Grundstein für ein zufriedenes Leben

Kann das Qi-Feld seine Schutzfunktion erfüllen, spüren wir das in allen Lebensbereichen: Wir fühlen uns stark und sind voller Tatkraft. Wir haben Lust auf das Leben und können uns über das, was uns der Tag bringt, freuen. Unsere gesamte Grundeinstellung zum Leben ist positiv, und dadurch ziehen wir Erfolg geradezu an. Das heißt, das Qi-Feld unseres Körpers schützt uns nicht nur, sondern besitzt zudem eine Art Magnetismus, der immer genau das anzieht, was es ausstrahlt. Ist unser Qi-Feld in Balance – »leuchtet«

es, wie es so schön heißt –, dann ziehen wir Situationen und Menschen an, die uns bestärken. Umgekehrt lädt ein geschwächtes Qi-Feld nur noch mehr schädliche Einflüsse ein. Wenn wir uns also im Sinne des Feng Shui um unser körperliches Wohlergehen bemühen, dann tun wir nicht nur etwas für unsere Gesundheit, sondern legen auch den Grundstein für ein glückliches und zufriedenes Leben. Man könnte auch sagen: Ist Ihr Körper-Qi intakt, sind Sie in der Lage, Ihre Ziele zu erreichen. Und: Haben Sie den ersten Schritt in die richtige Richtung getan, werden die folgenden Schritte immer leichter.

Qi im Organismus

Qi ist seiner Natur nach ständig in Bewegung. In der Vorstellung der chinesischen Medizin fließt es durch unsichtbare Leitbahnen, die sogenannten Meridiane, durch unseren Körper und beeinflusst unser körperliches und psychisches Wohlbefinden.

Denn alle körperlichen und seelischen Regungen sind Ausdruck des Qi-Flusses und werden von ihm gesteuert und angeregt. Wird dieser Fluss unterbrochen oder gebremst, kommt es zu Beschwerden. Schmerzen oder andere gesundheitliche Auffälligkeiten wie Schwellungen sind immer ein Hinweis auf einen gestörten Qi-Fluss. Der Körper signalisiert hier: Du musst etwas für die Balance deiner Qi-Kräfte tun, dein Qi-Feld kann seiner Schutzfunktion nicht mehr nachkommen.

Qi ist die Quelle aller Bewegung

Qi sorgt dafür, dass in unserem Körper alles in Bewegung bleibt. Das betrifft sowohl die inneren, unwillkürlichen Bewegungen des Körpers wie Blutzirkulation und Atmung als auch die äußeren, willkürlichen Bewegungen der Muskeln, wenn wir uns körperlich betätigen. Darüber hinaus sorgt Qi dafür, dass wir geistig rege bleiben und dass wir uns entwickeln, sowohl körperlich als auch seelisch-geistig.

So kommen Sie in Kontakt mit Ihrem Körper-Qi

tipp

Dieses kleine Experiment hilft Ihnen, Ihr Körper-Qi konkret zu erfahren: Bringen Sie beide Arme auf Brusthöhe, und reiben Sie die Handflächen fest und schnell aneinander – so lange, bis die Hände richtig heiß werden. Dann halten Sie die Handflächen etwa 30 Zentimeter voneinander entfernt und bewegen sie langsam aufeinander zu. Sie werden deutlich wahrnehmen, wie ein Prickeln die Hände durchströmt, das umso intensiver wird, je näher sich beide Hände kommen. Es kann sogar sein, dass diese Empfindung so stark ist, dass die Hände zu zittern beginnen und Sie einen Widerstand spüren.

Alle Prozesse des Wachstums, der Reife und des Alterns sind auf die Bewegung von Qi zurückzuführen.

Qi wärmt den Körper

Qi reguliert die Körpertemperatur und sorgt dafür, dass diese konstant bleibt. Durch seine Bewegungen gleichen wir Temperaturschwankungen der Umwelt aus. Wenn es zu heiß wird, kühlt Qi unseren Körper ab, wenn es zu kalt wird, sorgt es dafür, dass der Körper sich erwärmt.

Qi schützt den Körper

Die Schutzfunktion des Qi wurde bereits angesprochen: Es wehrt schädliche äußere Einflüsse ab, z. B. Kälte und Wind, aber auch Viren und Bakterien. Insofern steht es in enger Verbindung mit unserem Immunsystem, denn es verteidigt uns gegen alles Ungesunde, das in sein Feld eindringen möchte.

Qi lenkt Umwandlungsprozesse im Körper

Dass aus der aufgenommenen Nahrung die Substanzen abgespalten werden, die wir für den Erhalt unseres Körpers benötigen, ist eine Leistung des körpereigenen Qi. Es wandelt alle Nährstoffe in verwertbare Bausteine um und hilft bei der Ausscheidung der Abfallprodukte.

Qi hält den Körper aufrecht

Eine weitere wichtige Aufgabe von Qi ist die Stabilisierung des Körpers. So sorgt Qi dafür, dass das Blut in seinen Bahnen bleibt und die Organe sich an ihrem rechten Platz befinden. In diesem Sinne ist Qi dafür zuständig, dass die innere Ordnung des Körpers bewahrt wird und Verluste verhindert werden.

Der Weg des Qi durch den Körper

Schauen wir uns die Wege, denen das Qi in unserem Körper folgt, einmal genauer an. Dabei geht es an dieser Stelle nicht darum, ein möglichst vollständiges Bild der Meridiane und Energiezentren zu zeichnen, sondern Sie mit der grundlegenden Idee des körpereigenen Qi und dessen Wechselwirkung mit dem Qi der Umgebung vertraut zu machen.

Meridiane – Wege des Qi

Die Meridiane sind die Wege des Qi durch den Körper. Sie sind nicht sichtbar und ihre Existenz ist bislang nicht wissenschaftlich belegt. Doch die Erfolge der Traditionellen Chinesischen Medizin, vor allen Dingen der Akupunktur, belegen die Wirksamkeit der Beeinflussung des Qi an eben diesen Meridianen.
Es gibt zwölf Hauptmeridiane, die den Körper vom Scheitel bis zur Sohle durchziehen. Sie sind nach Organen benannt, die der chinesischen Vorstellung nach nicht nur Körpergewebe, sondern auch Energiespeicher sind. Die Meridiane vernetzen diese Energiespeicher miteinander. Sie laufen teilweise im Körperinneren, aber an vielen Stellen auch unterhalb der Haut, so dass der Qi-Fluss von außen beeinflusst werden kann.

Übung: Den Kreislauf des Qi spüren

Qi steigt in unserem Körper auf und wieder ab. Auf diese Weise bildet es einen Kreislauf, der alle Partien unseres Körpers berührt. Am offensichtlichsten begegnet uns das Zirkulieren des Qi in unserem Atem. Daher sind Atemübungen wie die folgende besonders gut geeignet, um uns den Qi-Fluss in unserem Körper zu vergegenwärtigen. Begeben Sie sich dazu in eine aufrechte Sitzposition. Beide Füße ruhen fest auf dem Boden, und die Hände liegen entspannt auf den Oberschenkeln. Halten Sie das Kinn gerade, und atmen Sie langsam durch die Nase ein. Stellen Sie sich vor, wie die eingeatmete Luft durch den Kopf und den Rücken hinunter in den Rumpf fließt, an der Vorderseite Ihres Körpers über die Brust wieder hinaufsteigt und den Körper schließlich über die Nase verlässt. Atmen Sie ganz tief und langsam, und nehmen Sie sich Zeit, diesem Kreislauf des Qi innerlich nachzuspüren. Wenn Sie diese Übung einige Male durchgeführt haben, können Sie die Vorstellung des Qi-Kreislaufs noch erweitern, indem Sie sich ausmalen, wie sich der Atem für einen Augenblick hinter der Stirn im oberen Dan Tian, also zwischen den Augenbrauen, sammelt, um dann zum unteren Dan Tian hinabzusinken und diesen aufzufüllen – genau wie das Wasser eines Flusses einen See speist. Beim Ausatmen steigt Qi aus diesem See auf, füllt in der Herzgegend das mittlere Dan Tian und verlässt dann über die Nase den Körper. Wiederholen Sie auch diese Übung mehrmals und versuchen Sie, sich auf das Gefühl zu konzentrieren, das entsteht, wenn die einzelnen Dan Tian auf diese Weise mit Qi versorgt werden. Sie können sich das Qi auch als Licht vorstellen, das auf seinem Weg durch Ihren Körper die Energiezentren zum Leuchten bringt. Danach werden Sie sich erfrischt und zugleich entspannt fühlen.

Dan Tian – die drei wichtigsten Energiezentren unseres Körpers

info

Entlang des Du-Mai-Meridians, der vom unteren Ende der Wirbelsäule bis zum Scheitel verläuft, gibt es sieben Energiezentren, von denen drei besonders bedeutsam sind: In den drei Dan Tian, was so viel wie »rote Felder« bedeutet, sammelt sich das Lebenselixier des Menschen. Der erste Dan Tian, auch oberer Dan Tian genannt, befindet sich zwischen den Augenbrauen, der mittlere auf Höhe des Herzens und der untere etwa drei Finger breit unter dem Bauchnabel. Dieser letzte Dan Tian spielt eine herausragende Rolle bei der Sammlung und Verteilung des Qi im Körper. Prägen Sie sich seine Position gut ein, denn er wird Ihnen bei einigen der Qi-Gong-Übungen (siehe Seite 106 ff.) wieder begegnen.

Die verschiedenen Arten von Qi im Körper

Es ist zwar immer das gleiche Qi, das durch unseren Körper fließt, doch je nach Kontext erfüllt es eine andere Funktion. Das führt zu der Vorstellung von verschiedenen Qi-Arten, die in unserem Körper für Gesundheit sorgen.

Wenn Qi sich in einem bestimmten Organ sammelt, dann unterstützt es die typische Aktivität dieses Organs. Das Herz-Qi erfüllt demnach andere Aufgaben als das Qi der Lunge oder der Milz.

Davon wird das Qi in den Meridianen unterschieden. Dieses hat keine andere Aufgabe, als für die Kommunikation zwischen den einzelnen Organen und Energiezentren zu sorgen.

Das sogenannte Nahrungs-Qi ist eng mit dem Blut verbunden und bewegt sich genau wie dieses durch die Adern. Es spielt vor allem bei der Umwandlung von Nährstoffen in Blut eine Rolle und ist für die Ernährung insgesamt wichtig.

Ebenfalls sehr wichtig ist das bereits mehrfach angesprochene Qi der Abwehr, denn es verteidigt den Organismus gegen schädigende Einflüsse aller Art. Und schließlich gibt es noch das Qi der Atmung, das sich im Brustkorb sammelt und die Atmung in Gang hält, aber auch für den Herzschlag zuständig ist.

Qi-Störungen im Körper

Wenn der Kreislauf des Qi im Körper gestört wird, führt dies auf Dauer zu gesundheitlichen Problemen. Dabei werden drei grundsätzliche Disharmonien unterschieden.

1. **Qi-Mangel:** Qi-Mangel gleicht einem Flussbett in der Dürrezeit. Es fließt nur ein Rinnsal und das kann kaum die Ufer mit Leben spendendem Wasser versorgen. Auf unseren Körper bezogen bedeutet das, dass unser Körper an bestimmten Stellen unterversorgt ist und die dort sitzenden Organe unter einer Mangelsituation leiden. Typische Symptome eines Qi-Mangels sind bleierne Müdigkeit und Abgeschlagenheit. Auch wenn Menschen über Energielosigkeit klagen und sich antriebslos fühlen, kann dies ein Hinweis auf einen Qi-Mangel sein. Wir fühlen uns schwach, können uns zu nichts aufraffen, haben keinen Appetit und sind schnell außer Puste. Schon die geringste Anstrengung fällt uns schwer, wir sind nicht belastbar.

2. **Qi-Stagnation:** Wenn der Fluss des Qi auf ein Hindernis trifft, kommt es zu einer Qi-Stagnation. Diese äußert sich häufig in körperlichen Schmerzen und Spannungsgefühlen an den Stellen, an denen sich die Energie staut. Auf der psychischen Ebene können Stimmungsschwankungen und innere Unruhe auf eine Qi-Stagnation hinweisen – als Ausdruck dafür, dass man nicht weiß, wohin man mit seiner Energie soll.

3. **Qi-Rebellion:** So wie ein Fluss sich von der Quelle zum Meer bewegt, so fließt auch Qi in eine bestimmten Richtung. Von einer Qi-Rebellion spricht man dann, wenn sich der natürliche Qi-Fluss im Körper umkehrt. Typische Beispiele für ein gegenläufiges Qi sind Schluckauf, Aufstoßen und Übelkeit mit Erbrechen. Auch Kopfschmerzen, Schwindelgefühle, Husten und Schlafstörungen können auf rebellierendes Qi hinweisen.

Yin und Yang – die Pole des Lebens

Es heißt, dass Qi dort ist, wo sich Yin und Yang begegnen. Um also das Qi eines Ortes zu erkennen, ist es notwendig, sich auch mit der Lehre der Urpolarität Yin und Yang auseinanderzusetzen. Sie bildet das Fundament jeder gesundheitlichen Betrachtung in der chinesischen Tradition.

Was versteht man unter Yin und Yang?

Jede Schwingung entfaltet sich zwischen zwei Polen, die als Gegensätze bestimmbar sind. Im Feng Shui werden diese Pole mit Yin und Yang bezeichnet und sind deshalb so wichtig, weil sie für den fortwährenden Prozess der zyklischen Entwicklung von Qi ausschlaggebend sind. Ohne das Wechselspiel von Yin und Yang gäbe es keine Wandlung im Universum und damit kein Leben.

Qi im Rhythmus der Natur

Die Eigenschaften von Qi, welches unter dem Einfluss von Yin oder Yang steht, sind relativ leicht zu erkennen, wenn man sich ihre Herleitung aus der Natur vergegenwärtigt. Alles Lebendige in der Natur scheint sich rhythmisch zu entfalten – die schwingende Bewegung eines Flusslaufs oder der Wechsel von Berg und Tal. Auch die Qualität der Zeit entwickelt sich nicht gleichförmig, sondern unterliegt einer fortwährenden zyklischen Veränderung, wobei der Rhythmus von Tag und Nacht und der Wandel der Jahreszeiten Qi am deutlichsten offenbaren: Jeden Morgen geht die Sonne auf und am Abend wieder unter, ebenso wie auf den Herbst immer der Winter folgt. Und doch gleicht kein Tag, kein Jahr dem vorangegangenen, sondern ist stets neu und unverwechselbar: Es gibt eine Fortentwicklung und damit Veränderung.

Die hellen und dunklen Kräfte der Natur

Der Zyklus von Tag und Nacht sowie der Lauf der Jahreszeiten folgen einem bestimmten Muster. So wechselt sich sowohl im Rhythmus des Tages als auch des Jahres eine dunkle, kalte Periode mit einer hellen, warmen ab. Dieser unaufhörliche Wandel wurde zum Vorbild der Lehre von Yin und Yang.

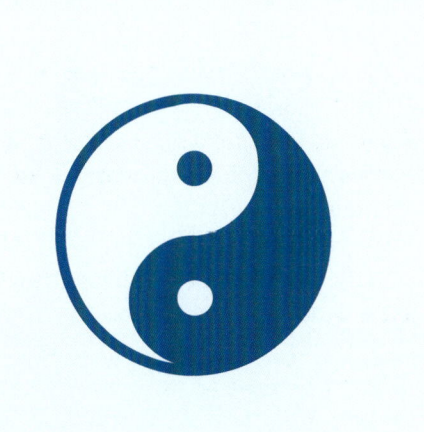

Licht und Schatten einander bedingen, denn überall, wo es eine sonnige Bergseite gibt, gibt es unweigerlich auch ein schattiges Tal.

Yang bedingt Yin und Yin bedingt Yang, so wie Licht immer auch Schatten bedeutet. Yang verwandelt sich in Yin, und Yin wird von Yang abgelöst, so wie sich Tag und Nacht abwechseln. Günstiges Qi wird dadurch erzeugt, dass sich diese beiden Kräfte in einem ausgewogenen Verhältnis zueinander befinden und gewährleistet ist, dass sie sich gegenseitig ergänzen und abwechseln können.

▬ Yin und Yang bringen Qi hervor und lassen es schwingen. Achten Sie deshalb darauf, deren Qualitäten in Ihrem Lebensraum ausreichend zu berücksichtigen.

Wo Licht ist, ist auch Schatten

Aus dieser einfachen Polarität entwickelt sich eine erste Anschauung von Yin und Yang. Dabei symbolisiert Yang die Helligkeit und das Licht, wie auch das entsprechende Schriftzeichen in seiner ursprünglichen Form für einen in der Sonne flatternden Wimpel, also etwas Helles und Glänzendes, steht. Das Schriftzeichen Yin dagegen zeigt eine Regenwolke, die das Land überschattet, also etwas Dunkles. Später wurden die beiden Schriftzeichen durch ein Zeichen für »Abhang« ergänzt. Damit sollte verdeutlicht werden, dass

Nach außen gerichtet – Yang-Qi

Yang-Qi beherrscht die helle Hälfte des Tages. Seine grundsätzlichen Qualitäten sind das Licht und die Wärme, verkörpert in den Strahlen der Sonne. Licht ermöglicht uns, die Dinge klar zu unterscheiden, ihre Farben und Formen wahrzunehmen und ihre Bedeutung zu erkennen. Yang bedeutet deshalb Bewusstsein, Klarheit und Urteilsvermögen.

▬ Yang hat mit allen Aktivitäten zu tun, die auf AUS-druck gerichtet sind. Es entspricht allen expandierenden, sich nach außen öffnenden Vorgängen. ▬

Es hilft uns, aktiv an der Gestaltung unseres Lebens teilzunehmen, Herausforderungen anzunehmen und unsere Aufmerksamkeit von uns weg auf unsere Umwelt zu richten.

Nach innen gerichtet – Yin-Qi

Yin-Qi dagegen ist Kennzeichen der Nacht. Seine grundsätzlichen Qualitäten sind die Dunkelheit und die Kälte, verkörpert im Verlust des wärmenden Lichts der Sonne. Ohne Licht verliert die Welt um uns an Konturen und Farben und damit an individuellen Merkmalen. Yin wirft uns auf unsere Empfindungen und Gedanken zurück. Wir fühlen uns nicht mehr getrennt von unserer Umgebung, sondern eins mit ihr. In der Nacht ziehen wir uns in unsere Häuser zurück, entfernen uns von den Aktivitäten des Tages und suchen Ruhe und Entspannung im Schlaf. Yin ist die Kraft, die uns zur Stille führt und in Kontakt mit unseren inneren Reserven bringt. Es erlaubt uns, unseren subjektiven Eingebungen zu folgen und uns frei von den Notwendigkeiten des Alltags zu bewegen.

> Yin hat mit allen Aktivitäten zu tun, die auf EIN-druck gerichtet sind. Es entspricht allen konzentrierenden, nach innen gerichteten Vorgängen.

Der Ausgleich von Yin und Yang führt zu einem harmonischen Verhältnis zwischen der Notwendigkeit, sich im täglichen Leben zu behaupten und seine Energien zu verbreiten (Expansion), sowie der Notwendigkeit, sich auf sich selbst zu besinnen und neue Kräfte aus dem Inneren zu schöpfen (Kontraktion). Diese Harmonie gilt es gestalterisch im eigenen Lebensraum umzusetzen. Um Ihnen dies ein wenig zu erleichtern, fasst die folgende Tabelle die wichtigsten Merkmale von Yang-Qi und Yin-Qi zusammen:

Die wichtigsten Merkmale von Yang- und Yin-Qi

Yin-Qi	Yang-Qi
dunkel	hell
kalt	warm
nach innen gerichtet	nach außen gerichtet
verborgen	offensichtlich
nach unten gerichtet	nach oben gerichtet
ruhend	bewegt
schwer	leicht
undeutlich	klar
weich	hart

Die fünf Elemente – der Schlüssel zur Gesundheit

Vor fünftausend Jahren entwickelten chinesische Ärzte die Philosophie der

»wu xing«, auch die fünf Elemente genannt. Der Begriff »Elemente« ist hierbei

jedoch nicht ganz richtig, denn im Gegensatz zu unseren eher statischen Elementen

(Feuer, Wasser, Erde, Luft) handelt es sich dabei um fünf dynamische Prinzipien,

die einen ineinanderfließenden Kreislauf bilden.

Fünf Grundkräfte für Ihr Wohlbefinden

Holz, Feuer, Erde, Metall und Wasser – nach der Vorstellung der alten Chinesen steuern diese fünf Elemente die Existenz des Menschen auf allen Ebenen – auf der körperlichen genauso wie auf der psychischen und der mentalen. Es sind die Grundkräfte, die das Leben entstehen lassen und aufrechterhalten. Die fünf Elemente beeinflussen sich wechselseitig, bringen sich gegenseitig hervor und kontrollieren sich. Zusammen bilden sie ein komplexes System aus Zuständen, die ineinander übergehen und so das Gleichgewicht der Kräfte in der Welt gewährleisten.

Ein Übermaß oder ein Mangel an einer dieser Kräfte führt auf Dauer zu einer Störung des Gleichgewichts und damit des ganzen Systems. Die Folge sind Beeinträchtigungen unseres Wohlbefindens.

Doch wenn Sie gelernt haben, den Fluss der Elemente zu regulieren, können Sie die Voraussetzungen für Gesundheit wiederherstellen. Aus diesem Grund ist die Kenntnis der fünf Elemente und ihrer Dynamik die Grundvoraussetzung für die Anwendung von Feng Shui.

Der nährende Zyklus

Auch wenn jeder Mensch eine Affinität zu einem oder mehreren dieser Elemente besitzt – wir werden später darauf zurückkommen –, wirken doch alle Elemente in uns und halten unseren Organismus am Leben. Holz ist die Energie des Samenkorns, das sich mit aller Kraft seinen Weg durch das Erdreich kämpft, um sich zu einem stattlichen Baum zu entwickeln. Feuer ist das Licht der Sonne, dem alle Pflanzen und alles Leben entgegenstreben und das der Erde belebende Wärme gibt. Erde ist das stabile Element. Hier wurzelt das Leben und findet seine Mitte – und hier finden wir auch die kostbaren Metalle, die Mineralien, deren Ordnung der Welt Form und Struktur verleiht. Sie werden vom Wasser wieder ans Licht gespült und über das Land verteilt, von der Quelle über Bäche und Flüsse bis in das Meer.

Alles Leben hängt davon ab, dass dieses Wechselspiel der Elemente funktioniert: Wasser befeuchtet Wiesen und Felder und bildet so die Grundlage für das Wachstum der Pflanzen, das Holz verkörpert. Holz wiederum nährt Feuer und wird von diesem zu Asche verbrannt – der Grundlage für fruchtbare Erde, in der wir das Element Metall finden. Dieses bildet den Grund der Flussbetten, in denen Wasser seinen Weg findet. Ein Element nährt das andere und verhindert so, dass es Mangel geben kann.

Der kontrollierende Zyklus

Doch die Elemente bringen sich nicht nur gegenseitig hervor, sie bändigen sich auch gegenseitig und verhindern so, dass es ein Übermaß geben kann: Wasser kann Feuer löschen und dadurch seine Stärke regulieren. Feuer kann Metall schmelzen und sorgt so dafür, dass man es formen kann. Metall kontrolliert Holz, indem es überschüssiges Wachstum schneidet und eindämmt – wie die Axt, die einen Baum fällt. Holz bändigt Erde mit den Wurzeln der Pflanzen, die wiederum Erde festigen und Erosion verhindern. Erde saugt Wasser auf und bändigt es, indem sie Dämme bildet. Prägen Sie sich diese beiden Zyklen gut ein, denn sie sind der Schlüssel zu Gesundheit und Harmonie. Wenn Sie

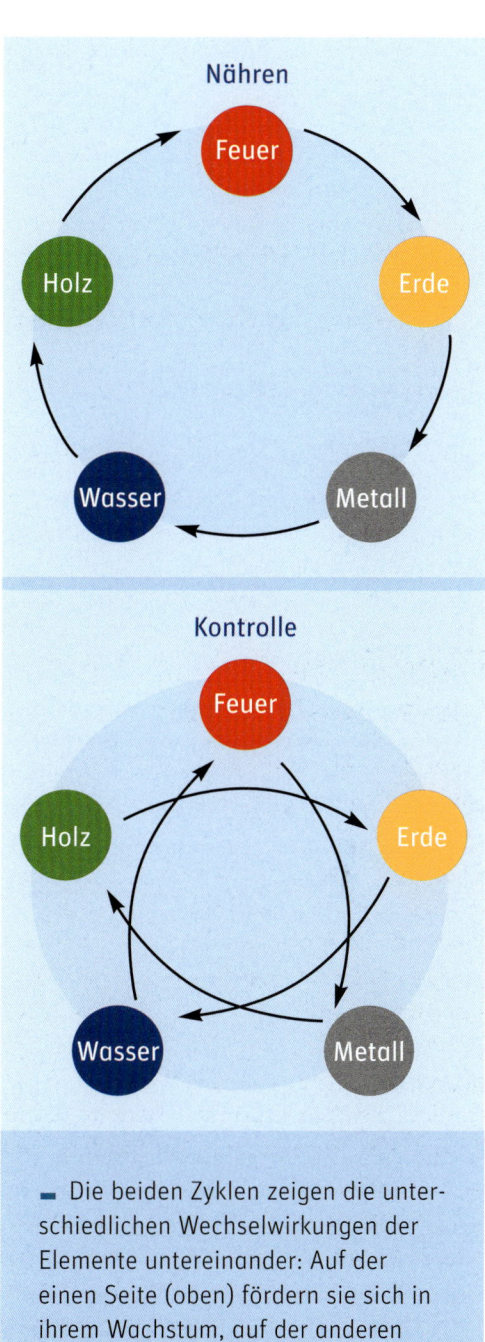

▬ Die beiden Zyklen zeigen die unterschiedlichen Wechselwirkungen der Elemente untereinander: Auf der einen Seite (oben) fördern sie sich in ihrem Wachstum, auf der anderen (unten) kontrollieren sie sich.

begreifen, wie sich diese fünf Grundkräfte gegenseitig im Lot halten, wissen Sie, wie Sie Ungleichgewicht in Gleichgewicht verwandeln können, wie Sie Übermaß erkennen und reduzieren, Mängel aufspüren und ausgleichen können. Betrachten wir nun die Prinzipien jedes Elements für sich.

Holz – Kraft des Aufbruchs

Holz verkörpert das Qi des Frühlings, wenn sich die gesamte Natur im Aufbruch befindet. Das Holz-Qi steht deshalb für Bewegung in alle Richtungen, genau wie Bäume im Verlauf ihres Wachstums nach allen Seiten Raum greifen. Es sorgt für Flexibilität gepaart mit Stabilität – so wie sich Äste und Zweige im Wind biegen, ohne zu brechen. Als Energie des Frühlings verleiht es Tatendrang und neue Ideen. Richtig eingesetzt macht es optimistisch und gibt Mut zur Veränderung.

Feuer – Kraft der Transformation

Feuer steht für die transformierende Kraft der Sommerhitze, welche die Früchte reifen lässt. Feuer-Qi äußert sich dementsprechend in einem Streben nach oben – so wie die Flamme sich nach oben verjüngend aufsteigt. Es steht für die Ausstrahlung von Licht und Wärme sowie für Enthusiasmus und Hingabe an andere. Feuer-Qi ist heiter und von lebhafter Natur. Richtig eingesetzt verleiht es Willenskraft und Selbstbewusstsein. Darüber hinaus hilft es uns, ein Vorbild zu sein.

Erde – Kraft der Ruhe

Die fünfte Wandlungsphase heißt Erde und verkörpert den gemeinsamen Bezugspunkt aller anderen Elemente – die Kraft der Manifestation. Während Holz, Feuer, Metall und Wasser umformende Kräfte darstellen, ist Erde eine bewahrende Form von Qi, welche als verbindende Kraft bestrebt ist, den Transformationen Dauerhaftigkeit und Stabilität zu verleihen. Sie ist das ideale Symbol dafür, denn sie besitzt die Kraft, zu sammeln und zu speichern. Da sie in jeder Jahreszeit gegenwärtig ist und eher die Kraft räumlicher Ausdehnung denn zeitlicher Entwicklung verkörpert, steht sie in der Mitte der Wandlungsphasen. Am besten kann ihre Kraft jedoch im Spätsommer erfahren werden, wenn die Kraft des Feuer-Qi bereits nachgelassen hat, seine Wärme aber noch im Erdboden gespeichert ist.
Erde-Qi sorgt dafür, dass die Wandlungsphasen sich konkretisieren können. Es bringt Ruhe und Gelassenheit ins Spiel. Richtig angewandt verhilft es zu Geduld und Vertrauen.

Metall – Kraft der Vollendung

Im Herbst herrscht Metall-Qi vor. Es vollendet die Dinge, indem es sie ihrer Bestimmung übergibt. Für die Früchte des Feldes bedeutet das die Ernte, und so mag das Werkzeug der Erntehelfer Vorbild für diese Art von Qi gewesen sein. Metall-Qi zeigt konzentrierende Eigenschaften, so wie sich das Leben im Herbst allmählich zurückzieht und in sich kehrt. Metall-Qi steht für Vollendung und die Kraft der Objektivität. Es macht entschlossen und verschafft Klarheit. Richtig eingesetzt verhilft es zu mehr Konzentration und größerer Disziplin.

Wasser – Kraft der Tiefe

Der Winter schließlich bringt das Qi des Wassers hervor. Wasser-Qi bewegt sich stets nach unten und sammelt sich am tiefsten Punkt – so wie sich das Leben mit dem Verschwinden der Vegetation tief unter die Erdoberfläche zurückzuziehen scheint. Wasser kann sich allen Formen anpassen und besitzt doch die Kraft, auf Dauer den stärksten Stein zu »höhlen«. Wasser-Qi bringt Erkenntnis und Innerlichkeit. Richtig eingesetzt kann es helfen, loszulassen und sich selbst zurückzunehmen. Es löst Blockaden in der Kommunikation durch Einsicht und Verständnis.

Das Zusammenspiel der Elemente

Ungleichgewicht und damit der Boden für Krankheit entstehen nach der Vorstellung der »wu xing« entweder aus einem Mangel oder aus einem Übermaß an einem der Elemente. Darunter sind jedoch weniger die unterschiedlichen Ausprägungen in der Verteilung zu verstehen als vielmehr eine deutliche Übertreibung oder ein eklatantes Fehlen von Energie im nährenden Zyklus. In beiden Fällen kommt es zu

einer Störung des Kreislaufs, der Fluss der Kräfte wird blockiert und kommt schließlich zum Erliegen.

Die Auswirkungen von Mangel und Übermaß

Jeder Mangel und jedes Übermaß wirken sich nicht nur an der Stelle aus, an der sie auftreten, sondern haben auch Konsequenzen für alle Elemente. Wenn wir einen Mangel an Wasser im Zyklus haben, bedeutet dies auch, dass Holz gestört wird, denn ihm fehlt die Grundlage für das Wachstum. Umgekehrt führt ein Übermaß an Holz zu einer Erschöpfung des Elements Wasser. Wird Wasser über einen längeren Zeitraum aufgezehrt, beginnt es das Element Metall anzugreifen.
Wenn Sie also eine Schwäche eines der Elemente feststellen, dann kann es sein, dass der Grund dafür im Übermaß oder im Mangel eines anderen Elements liegt.

West versus Ost

info

Das Gleichgewicht zwischen allen Elementen zu finden ist die große Kunst der chinesischen Medizin. Hier zeigt sich der Unterschied zwischen westlicher und östlicher Tradition: Krankheit entsteht nicht unmittelbar durch eine äußere Einwirkung, sondern durch eine fehlende Balance zwischen den in uns wirkenden Kräften.

Der Fünf-Elemente-Check

Welches der fünf Elemente – Holz, Feuer, Erde, Metall und Wasser – beeinflusst Sie

am stärksten? Gleichen Sie dem biegsamen Bambus oder eher dem leidenschaftlichen

Feuer? Sind Sie fest und verlässlich wie die Erde oder kühl und klar wie das Metall?

Oder sind Sie vielleicht wandelbar und eigenständig wie das Wasser?

Mit Hilfe der folgenden Typ-Listen finden Sie es heraus. Gehen Sie in Ruhe die Listen jeder Gruppe – eine für die eher körperlichen Aspekte des Elements und eine für die psychischen – durch, und setzen Sie hinter jede Aussage, die auf Sie zutrifft, ein Häkchen. In jeder Gruppe gibt es fünf Checklisten, eine für jedes Element. Manchmal enthält ein Satz auch seine eigene Verneinung. Das hat damit zu tun, dass sich eine Affinität zu einem Element nicht nur in der Vorliebe, sondern auch in der Abneigung zeigen kann. Es genügt dann, wenn Sie sich mit einer der beiden Empfindungen identifizieren können.

Beantworten Sie alle Fragen, möglichst ohne lang über sie nachzudenken. Wenn Sie sich einmal nicht sicher sind, markieren Sie die entsprechende Frage mit einem Fragezeichen, und beantworten Sie erst einmal alle anderen Fragen, bei denen Sie keine Zweifel haben. Den »unsicheren Fällen« widmen Sie sich dann in einem zweiten Durchgang. Bis dahin haben Sie ein besseres Gefühl dafür bekommen, worum es in den Fragen geht, und sehen wahrscheinlich klarer, ob eine Aussage auf Sie zutrifft oder nicht.

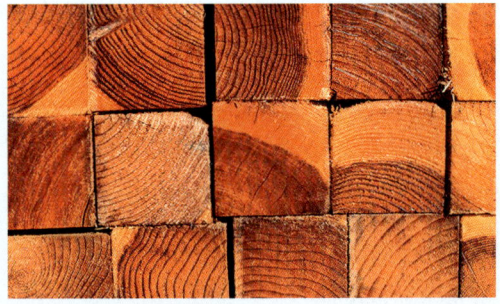

Holz-Typ (Körper)

Körperbau & Eigenheiten

☐ Ich habe eine ausgeprägte Kinn- und Kieferpartie.

☐ Manchmal verschwimmt meine Sicht.

☐ Mein Körperbau ist eher athletisch-muskulös.

☐ Mein Teint ist besonders um Augen und Mund leicht grünlich.

☐ Meine Arme, Hände und Beine sind stark ausgeprägt, aber gut proportioniert.

☐ Meine Finger- und Zehennägel reißen öfters ein oder brechen ab.

☐ Meine Gesichtshaut ist besonders um die Nase und auf der Stirn leicht fettig.

☐ Meine Hautbeschaffenheit ist eher dick und rau.

Vorlieben & Abneigungen

☐ Ich habe eine stark ausgeprägte Vorliebe für beziehungsweise Abneigung gegen den Frühling.

☐ Ich habe eine stark ausgeprägte Vorliebe für beziehungsweise Abneigung gegen die Farbe Grün.

☐ Ich habe eine stark ausgeprägte Vorliebe für beziehungsweise Abneigung gegen Saures.

☐ Ich habe eine stark ausgeprägte Vorliebe für beziehungsweise Abneigung gegen windiges Wetter.

Gesundheit

☐ Eine meiner Schwachstellen ist die Wirbelsäule.

☐ Ich fühle mich oft ruhelos und habe Schwierigkeiten, zwischen 23 und 3 Uhr zu schlafen.

☐ Ich habe mich schon öfter an Muskeln und Sehnen verletzt.

☐ Ich habe oft ein Druckgefühl im Bauchbereich.

☐ Ich leide öfter an Sodbrennen und Verstopfung.

☐ Ich leide ab und zu an Ohrensausen.

☐ Ich leide unter Kopfschmerzen, vor allem im Bereich der Schläfen (Migräne).

☐ Ich neige zu Verspannungen im Hals- und Schulterbereich.

☐ Im Frühling verstärken sich vorhandene Symptome deutlich.

☐ Mein Blutdruck ist tendenziell zu hoch.

☐ Meine Augen sind leicht gerötet und oft trocken – ich habe Juckreiz.

☐ Meine Menstruation ist unregelmäßig und wird von Krämpfen und Stimmungsschwankungen begleitet.

☐ Wenn ich stark angespannt bin, habe ich Schluckbeschwerden.

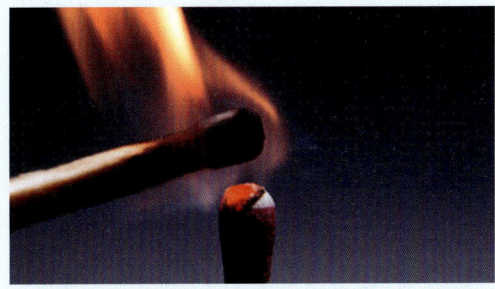

Feuer-Typ (Körper)

Körperbau & Eigenheiten

☐ Bei Stress oder wenn ich mich aufrege, schlägt mir das Herz oft bis zum Hals.

☐ Meine Hände und Füße fühlen sich schnell kalt an.

☐ Ich atme eher flach.

☐ Ich habe einen langen Hals sowie lange Hände und Finger.

☐ Ich neige dazu, zu schnell zu sprechen.

☐ Ich neige zu Schweißausbrüchen beziehungsweise ich schwitze so gut wie nie.

☐ Ich schlafe unruhig und habe lebhafte Träume.

☐ Ich werde schnell rot, wenn ich aufgeregt bin.

☐ In meinem Gesicht dominieren die Augen.

☐ Mein Herz schlägt manchmal ohne Grund schnell und unregelmäßig.

☐ Mein Körperbau ist eher grazil.

☐ Mein Teint ist rötlich, manchmal auch fleckig beziehungsweise auffallend farblos, manchmal auch grau.

☐ Meine Haut ist insgesamt eher weich und warm.

☐ Mir wird schnell heiß.

☐ Zwischen 11 und 15 Uhr bemerke ich häufig eine starke Erschöpfung beziehungsweise einen energetischen Schub.

Vorlieben & Abneigungen

☐ Ich habe eine stark ausgeprägte Vorliebe für beziehungsweise Abneigung gegen Bitteres.

☐ Ich habe eine stark ausgeprägte Vorliebe für beziehungsweise Abneigung gegen den Sommer.

☐ Ich habe eine stark ausgeprägte Vorliebe für beziehungsweise Abneigung gegen die Farbe Rot.

☐ Ich habe eine stark ausgeprägte Vorliebe für beziehungsweise Abneigung gegen ein sehr heißes Klima.

Gesundheit

☐ Ich neige zu Krampfadern oder Hämorrhoiden.

☐ Ich habe häufiger Sodbrennen.

☐ Ich leide häufiger an Harnwegsinfekten.

☐ Ich neige zu entzündlichen Hautunreinheiten.

☐ Im Sommer oder bei Hitze verstärken sich vorhandene Symptome deutlich.

☐ Meine Zunge fühlt sich manchmal entzündet und geschwollen an.

Erde-Typ (Körper)

Körperbau & Eigenheiten

☐ Besonders heißes beziehungsweise kaltes Klima bekommt mir sehr schlecht.

☐ Ich bin eindeutig übergewichtig.

☐ Ich habe eher kurze, kompakte Hände und Füße.

☐ Ich muss übermäßig oft aufstoßen.

☐ Ich nehme schnell zu und schwer wieder ab.

☐ Mein Gesicht dominieren Mund und Lippen.

☐ Mein Körperbau ist eher rund mit breiten Hüften und Schultern.

☐ Meine Haut ist insgesamt weich und glatt.

☐ Um den Mund und an den Schläfen habe ich einen gelblichen Teint.

☐ Wenn ich mir große Sorgen mache, bekomme ich Kopfschmerzen, vor allem im Stirnbereich.

☐ Zwischen 19 und 21 Uhr bemerke ich häufig eine starke Erschöpfung beziehungsweise einen energetischen Schub.

Vorlieben & Abneigungen

☐ Ich habe ein starkes Verlangen nach beziehungsweise eine stark ausgeprägte Abneigung gegen Süßigkeiten und stärkehaltige Nahrungsmittel.

☐ Ich habe eine stark ausgeprägte Vorliebe für beziehungsweise Abneigung gegen den Spätsommer.

☐ Ich habe eine stark ausgeprägte Vorliebe für beziehungsweise Abneigung gegen die Farbe Gelb.

☐ Ich habe eine stark ausgeprägte Vorliebe für beziehungsweise Abneigung gegen ein sehr feuchtes Klima.

☐ Ich habe eine stark ausgeprägte Vorliebe für beziehungsweise Abneigung gegen Süßes.

Gesundheit

☐ Meine Finger- und Zehennägel reißen leicht ein, die Nagelhaut entzündet sich schnell.

☐ Ich habe Essstörungen.

☐ Ich leide hin und wieder an Harnwegsinfekten.

☐ Ich habe Probleme mit der Schilddrüse.

☐ Ich leide häufiger an Verdauungsstörungen und habe regelmäßig Bauchschmerzen.

☐ Ich neige zu Hämorrhoiden.

☐ Ich neige zu Schwellungen oder Entzündungen des Zahnfleisches.

☐ Ich neige zu Krampfadern.

☐ Mein Blutzuckerspiegel ist instabil (Unterzuckerung, Diabetes).

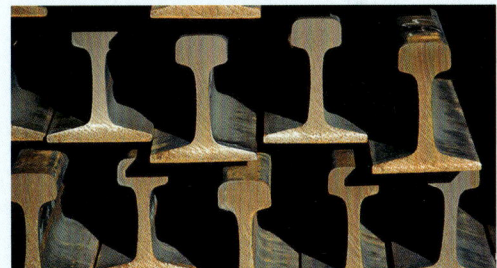

Metall-Typ (Körper)

Körperbau & Eigenheiten

☐ Besonders feuchtes beziehungsweise trockenes Klima bekommt mir sehr schlecht.

☐ Ich habe sehr markante Gesichtszüge.

☐ Ich habe zahlreiche Muttermale.

☐ Ich neige zu Hautunreinheiten, vor allem auf den Wangen und im Bereich der Nase.

☐ Mein Haar ist oft trocken, splissig und glanzlos.

☐ Mein Körperbau ist eher symmetrisch mit feinem Knochenbau und schmalen Schultern.

☐ Meine Arme und Beine sind eher lang.

☐ Meine Haut ist insgesamt eher trocken und neigt zur Faltenbildung.

☐ Meine Kehle und meine Nase fühlen sich oft trocken an.

☐ Meine Nase dominiert mein Gesicht.

☐ Selbst wenn es sehr heiß ist, schwitze ich kaum.

☐ Wenn sich die Lufttemperatur oder der Luftdruck ändert, muss ich häufig niesen und husten.

☐ Nachmittags zwischen 15 und 17 Uhr bemerke ich häufig eine starke Erschöpfung beziehungsweise einen energetischen Schub.

Vorlieben & Abneigungen

☐ Ich habe eine stark ausgeprägte Vorliebe für beziehungsweise Abneigung gegen den Herbst.

☐ Ich habe eine stark ausgeprägte Vorliebe für beziehungsweise Abneigung gegen scharfe und stark gewürzte Speisen.

☐ Ich habe eine stark ausgeprägte Vorliebe für beziehungsweise Abneigung gegen ein sehr trockenes Klima.

☐ Ich habe eine stark ausgeprägte Vorliebe für beziehungsweise Abneigung gegen die Farbe Weiß.

Gesundheit

☐ Ich habe Probleme mit den Nebenhöhlen, und meine Nase ist häufiger verstopft.

☐ Ich habe Probleme mit der Wirbelsäule und/oder den Gelenken.

☐ Ich leide unter Verdauungsstörungen wie Durchfall und Verstopfung – oft abwechselnd.

☐ Ich leide an Heuschnupfen und anderen Allergien.

☐ Ich neige zu Ekzemen.

☐ Ich neige zu Hautausschlägen wie z. B. Nesselfieber.

☐ Ich neige zu Kopfschmerzen im Stirnbereich.

☐ Ich vertrage bestimmte Nahrungsmittel nicht.

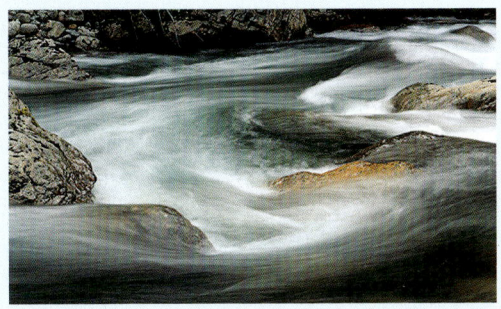

Wasser-Typ (Körper)

Körperbau & Eigenheiten

☐ Meine Ohren dominieren mein Gesicht.

☐ Ich fühle mich oft wie ausgetrocknet und habe übermäßigen Durst.

☐ Ich habe lange Finger und Zehen.

☐ Mein Körperbau ist eher schlank mit schmalen Schultern und breiteren Hüften.

☐ Meine Augen sind sehr tiefliegend.

☐ Meine Haare fallen leicht aus.

☐ Um oder unter meinen Augen liegt ein bläulicher Schimmer.

☐ Zwischen 15 und 19 Uhr bemerke ich häufig eine starke Erschöpfung beziehungsweise einen energetischen Schub.

Vorlieben & Abneigungen

☐ Ich habe eine stark ausgeprägte Vorliebe für beziehungsweise Abneigung gegen die Farbe Blau und/oder Schwarz.

☐ Ich habe eine stark ausgeprägte Vorliebe für beziehungsweise Abneigung gegen den Winter.

☐ Ich habe eine stark ausgeprägte Vorliebe für beziehungsweise Abneigung gegen Salziges.

☐ Ich habe eine stark ausgeprägte Vorliebe für beziehungsweise Abneigung gegen ein sehr kaltes Klima.

Gesundheit

☐ Hin und wieder schmerzen meine Füße, vor allen Dingen die Fußsohlen.

☐ Ich habe häufiger Beschwerden im Urogenitalbereich.

☐ Ich habe Hörprobleme.

☐ Ich habe oft Wasseransammlungen im Gewebe.

☐ Ich habe Probleme mit den Harnwegen und muss häufig wasserlassen.

☐ Ich habe Probleme mit der Wirbelsäule.

☐ Ich habe Schmerzen im unteren Bauchbereich.

☐ Ich habe Schmerzen im unteren Rückenbereich.

☐ Ich neige zu Infektionen der Ohren und habe auch öfter einmal Ohrenschmerzen.

☐ Im Winter oder bei sehr kalter Witterung verstärken sich vorhandene Symptome deutlich.

☐ Mein Blutdruck ist tendenziell zu hoch.

☐ Meine Gelenke schmerzen hin und wieder, insbesondere die Knie.

☐ Meine Zähne sind meine Schwachstelle.

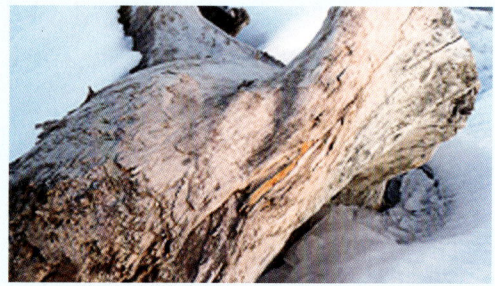

Holz-Typ (Charakter)

Umgang mit schwierigen Situationen

- ☐ Auch wenn sich die Situation zu meinen Ungunsten geändert hat, gehe ich so vor, wie ich es geplant habe.

- ☐ Ich habe ein stark ausgeprägtes Bedürfnis, meinen Impulsen nachzugeben.

- ☐ Ich trete gern in der Öffentlichkeit auf und spreche gern vor Publikum.

- ☐ Schwierige Probleme spornen mich an, kreative Lösungen zu finden.

- ☐ Wenn die Dinge nicht nach Plan laufen, verliere ich mein inneres Gleichgewicht. Ich fühle mich dann wie entwurzelt und gelähmt.

- ☐ Wenn mir etwas zu schwierig wird, reagiere ich schnell mit Wut. Ich habe meine Wut dann manchmal auch nicht im Griff.

Umgang mit anderen

- ☐ Ich kritisiere andere oft dafür, dass sie nicht so viel Engagement zeigen wie ich selbst.

- ☐ Ich tue das, was ich für richtig halte, egal, was andere darüber denken.

- ☐ Ich übernehme gern die Führung.

- ☐ Im Umgang mit anderen Menschen gelte ich als offen und direkt.

- ☐ Manchmal verfolge ich meine Pläne mit einer gewissen Rücksichtslosigkeit.

Merkmale & Eigenheiten

- ☐ Auch wenn ich noch nicht über alle nötigen Informationen verfüge, handle ich üblicherweise beherzt und entschlossen.

- ☐ Ich arbeite gern – andere halten mich für einen Workaholic.

- ☐ Ich bin ehrgeizig und stelle mich gern dem Wettbewerb.

- ☐ Ich bin mir meiner Fähigkeiten sehr sicher.

- ☐ Ich entscheide mich nicht gern und zaudere.

- ☐ Ich genieße es, wenn ich für meine Talente und Erfolge öffentliche Anerkennung ernte.

- ☐ Ich habe kein Problem damit, Risiken einzugehen.

- ☐ Ich kann gut unter Druck arbeiten.

- ☐ Ich spreche eher laut.

- ☐ Ich träume häufig von Wäldern, Bäumen, wachsenden Pflanzen, von Situationen, in denen ich mich behaupten und ein bestimmtes Ziel erreichen muss.

- ☐ Man sagt von mir, ich sei dickköpfig.

- ☐ Manchmal fälle ich Entscheidungen, ohne lange zu überlegen.

- ☐ Manchmal muss ich um jeden Preis gewinnen.

- ☐ Meine größte Angst ist der Verlust von Kontrolle.

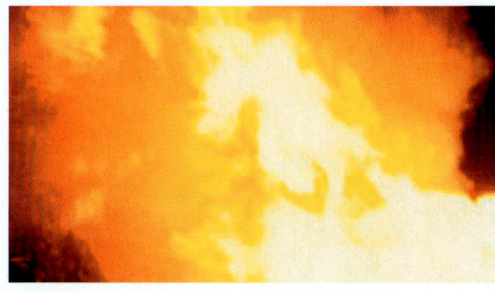

Feuer-Typ (Charakter)

Umgang mit schwierigen Situationen

- ☐ Ich bin grundsätzlich optimistisch.

- ☐ Ich vermeide es, Dinge zu tun, für die ich von anderen abgelehnt werden könnte.

- ☐ In schwierigen Situationen werde ich schnell nervös und zeige starke Gefühlsregungen.

- ☐ Ohne die Anerkennung von anderen zweifle ich schnell an mir selbst.

Umgang mit anderen

- ☐ Die Meinungen und Reaktionen anderer beeinflussen mein Verhalten.

- ☐ Es fällt mir schwer, nein zu sagen.

- ☐ Ich fühle mit anderen Menschen mit.

- ☐ Offene und ehrliche Kommunikation ist mir sehr wichtig.

Merkmale & Eigenheiten

- ☐ Andere finden, dass ich oft zu überschwenglich bin.

- ☐ Was Beziehungen angeht, bin ich besonders verletzlich.

- ☐ Ich bin ein eher lebhafter, enthusiastischer und optimistischer Mensch.

- ☐ Ich bin ein Sinnenmensch.

- ☐ Ich bin öfter zerstreut.

- ☐ Ich genieße körperlichen Kontakt und emotionale Nähe.

- ☐ Ich habe ein gutes Gespür dafür, wie es anderen Menschen gerade geht.

- ☐ Ich habe große Angst davor, allein gelassen zu werden.

- ☐ Ich halte mich mit meinen Gefühlen nicht zurück.

- ☐ Ich lebe im Hier und Jetzt.

- ☐ Ich scheine Charisma zu besitzen und andere Menschen anzuziehen.

- ☐ Ich stehe gern im Mittelpunkt der Aufmerksamkeit beziehungsweise hasse es.

- ☐ Ich träume öfter von Liebschaften und sexuellen Begegnungen.

- ☐ Im Leben sollte es immer fröhlich und lustig zugehen.

- ☐ Der Lärm und die vielfältigen Reize einer großen Stadt beleben mich beziehungsweise stoßen mich stark ab.

- ☐ Manchmal bricht das Lachen einfach so aus mir heraus.

- ☐ Manchmal habe ich ohne erkennbaren Anlass Angst.

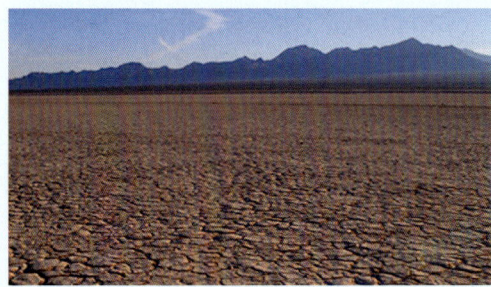

Erde-Typ (Charakter)

Umgang mit schwierigen Situationen

☐ Es fällt mir manchmal schwer, um das zu bitten, was ich brauche.

☐ Ich kann oft nicht abschalten, und meine Gedanken kreisen immer wieder um meine Probleme.

☐ In schwierigen Situationen versuche ich, das Ruder beherzt herumzureißen, um doch noch das gewünschte Ergebnis zu erzielen, beziehungsweise mache ich mir schnell Sorgen.

☐ Wenn es Streit gibt, rege ich mich schnell auf und verliere die Fassung.

Umgang mit anderen

☐ Die Probleme anderer nehmen manchmal einen zu großen Raum in meinem Leben ein.

☐ Engagement und Treue sind mir wichtig, und ich erwarte, dass sich andere dementsprechend verhalten.

☐ Es macht mir Freude, für andere Menschen da zu sein.

☐ Ich kann mich schnell auf Menschen einstellen, die ich noch nicht kenne.

☐ Ich verhalte mich ganz unterschiedlich, je nachdem, mit wem ich gerade zusammen bin.

☐ Ich vermittle gern zwischen Menschen.

☐ Meine Erwartungen werden oft enttäuscht und ich merke dann, dass ich mir etwas vorgemacht habe.

☐ Oft sind mir die Bedürfnisse anderer wichtiger als meine eigenen.

Merkmale & Eigenheiten

☐ Es fällt mir schwer, allein zu sein.

☐ Gebraucht zu werden ist ein gutes Gefühl für mich.

☐ Es kommt öfter einmal vor, dass ich mich von anderen Menschen übergangen fühle.

☐ Ich esse oft, wenn ich mich einsam fühle oder es mir nicht gut geht.

☐ Ich fühle mich gern ausgefüllt und satt – ob sich das auf meine Arbeit, mein soziales Umfeld oder mein leibliches Wohl bezieht.

☐ Ich fühle mich manchmal ohne Grund niedergeschlagen.

☐ Ich habe Angst, mich zu verlaufen oder mich zu weit von zu Hause zu entfernen.

☐ Ich habe kein Problem damit, mich anzupassen.

☐ Ich kann richtig zwanghaft sein.

☐ Ich stehe gern im Mittelpunkt von Menschen, deren Gesellschaft ich schätze.

☐ Stabilität ist sehr wichtig für mich im Leben.

☐ Um glücklich zu sein, brauche ich vor allen Dingen meine Familie und gute Freunde.

☐ Wenn es ruhig und beschaulich zugeht, fühle ich mich am wohlsten.

Metall-Typ (Charakter)

Umgang mit schwierigen Situationen

☐ Wenn es chaotisch wird, fühle ich mich sofort unwohl.

☐ Wenn ich Probleme habe, neige ich zum Grübeln.

Umgang mit anderen

☐ Andere sagen von mir, ich ginge sehr sparsam mit meinen Gefühlen um.

☐ Auch in netter Gesellschaft achte ich stets darauf, die Form zu wahren.

☐ Auf andere wirke ich manchmal eher steif und mache einen emotionslosen Eindruck.

☐ Ich kann mit Oberflächlichkeit und Small Talk nichts anfangen.

☐ Ich versuche Menschenansammlungen jeder Art zu vermeiden.

☐ Mit emotionalen Ausbrüchen anderer Menschen kann ich nichts anfangen.

Merkmale & Eigenheiten

☐ Andere halten mich manchmal für penibel.

☐ Für korruptes Verhalten habe ich kein Verständnis.

☐ Ich akzeptiere gewöhnlich das, was Autoritätspersonen sagen.

☐ Ich führe regelmäßig To-do-Listen, die ich gewissenhaft abhake.

☐ Ich habe feste moralische Prinzipien, denen ich mich verpflichtet fühle.

☐ Ich interessiere mich für Philosophie und/oder Spiritualität.

☐ Ich bin sehr diszipliniert.

☐ Ich löse gern Rätsel, die meine analytischen Fähigkeiten ansprechen.

☐ Ich mache gern Puzzle und Kreuzworträtsel.

☐ Ich neige zu Perfektionismus.

☐ Ich sammle gern.

☐ Ich werde nicht gern überrascht – ich habe lieber die Kontrolle über alles.

☐ Manchmal habe ich Angst, ich könnte mich irgendwo infizieren, z. B. wenn ich versehentlich aus dem Glas eines anderen trinke.

☐ Mir genügt eine Handvoll guter Freunde, um glücklich zu sein.

☐ Mir sind Logik und Nachvollziehbarkeit wichtig.

☐ Sauberkeit und Ordnung sind mir sehr wichtig.

☐ Was ich auch tue, ich versuche so systematisch wie möglich vorzugehen.

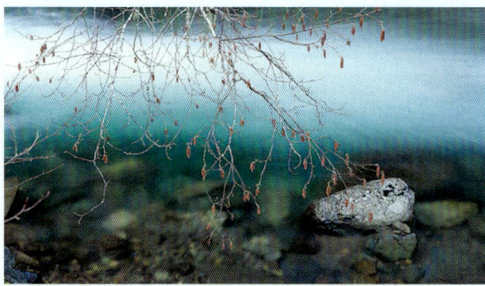

Wasser-Typ (Charakter)

Umgang mit schwierigen Situationen

☐ Auch wenn es mal nicht so gut läuft, gebe ich die Hoffnung nicht auf.

☐ Ich fürchte mich vor Meinungsverschiedenheiten.

☐ Wenn Beziehungen zu eng werden, schrecke ich zurück.

☐ Wenn es kompliziert wird, bekomme ich schnell Angst.

Umgang mit anderen

☐ Ich arbeite am liebsten für mich allein.

☐ Ich bin eher der introvertierte Typ.

☐ Ich gelte als stur und uneinsichtig.

☐ Intellektuelle Menschen ziehen mich an.

Merkmale & Eigenheiten

☐ Andere halten mich manchmal für einen Exzentriker.

☐ Auch wenn alle gegen mich sind, bleibe ich bei meinen Ansichten.

☐ Ich bin nicht leicht zu überzeugen.

☐ Ich brauche viel Zeit für mich.

☐ Ich habe eine sehr gute Beobachtungsgabe.

☐ Ich habe hin und wieder Vorahnungen, die mich ängstigen.

☐ Ich habe nur wenige Freunde und fühle mich deswegen manchmal einsam.

☐ Ich habe tiefsitzende Ängste, z. B. Höhenangst, Angst vor dem Tod usw.

☐ Ich kann mich nur schwer auf neue Situationen einstellen.

☐ Ich nehme gern Dinge auseinander, um zu sehen, wie sie funktionieren.

☐ Ich träume immer wieder von Gewässern oder von dunklen Orten.

☐ Man sagt mir eine lebhafte Phantasie nach.

☐ Man schätzt mich für meine Objektivität.

☐ Manchmal fühle ich mich verfolgt.

☐ Manchmal überkommt mich aus heiterem Himmel eine tiefe Melancholie.

☐ Meine Privatsphäre ist mir sehr wichtig.

☐ Wenn ich eine Aufgabe bewältigen soll, möchte ich ganz allein auf die Lösung kommen.

Auswertung

Zählen Sie nun für jedes Element die Anzahl der Aussagen zusammen, die Sie für sich als zutreffend empfanden, und bilden Sie die Summe. Kristallisiert sich ein dominierendes Element heraus? Oder sind es zwei Elemente, zu denen Sie einen gleich starken Bezug haben? Eher selten ist der Fall, dass alle Elemente etwa gleich stark vertreten sind.

Was es mit den einzelnen Charakteren genau auf sich hat, erfahren Sie im nachfolgenden Abschnitt. Die Lektüre hilft Ihnen, ein Element als Schwerpunktelement Ihrer Persönlichkeit ausfindig zu machen, falls Ihr Testergebnis nicht eindeutig ausgefallen sein sollte.

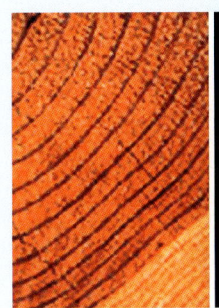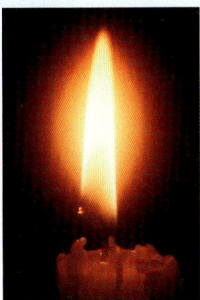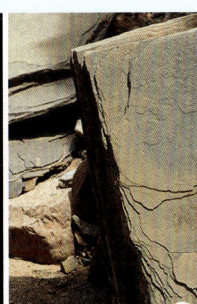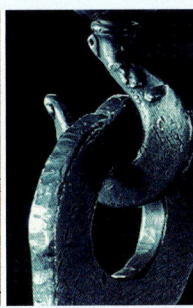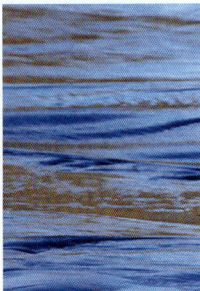

Checkliste: Welcher Typ bin ich?

	Holz	Feuer	Erde	Metall	Wasser
Körper					
Charakter					
Summe					

Die fünf Element-Typen

Der Blickwinkel, aus dem wir die fünf Element-Typen betrachten, soll es Ihnen ermöglichen, die Quelle der Gesundheit, die jedem Typ von Geburt an gegeben ist, zu erkennen. Zugleich erfahren Sie, was geschieht, wenn sich der jeweilige Element-Typ in einem Zustand des Ungleichgewichts befindet, denn die Folge – eine seelische Schieflage – geht oft mit typischen körperlichen Symptomen einher. Und nur wenn Sie verstehen, wie sich ein solches Ungleichgewicht äußert, können Sie geeignete Maßnahmen ergreifen, um die Balance wiederherzustellen.

Betrachten Sie die folgenden Beschreibungen bitte als konzentrierte und leicht zugespitzte Darstellungen, um die Eigenschaften der jeweiligen Element-Typen besonders deutlich hervorzuheben.

Der Holz-Typ – der Dynamische

Das Element des Frühlings prägt Menschen, denen es wichtig ist, sich im Leben durchzusetzen. Als Holz-Typ sind Sie bereit, für Ihre Überzeugungen zu kämpfen und sich Herausforderungen zu stellen. Manchmal fühlen Sie sich sogar wie ein Getriebener, eine innere Unruhe hält Sie ständig in Bewegung und auf der Suche nach dem nächsten Abenteuer, dem nächsten Kick. Stillstand ist Ihnen ein Greuel, und so halten Sie es auch nicht lange bei einer Sache aus. Kaum haben Sie etwas in Gang gesetzt, planen Sie auch schon das nächste Projekt. Die Ideen dazu fallen Ihnen ganz mühelos ein.

Ein Ort, der Ihnen Halt gibt

So sehr Sie es auch brauchen, immer einem neuen Ziel hinterherzujagen, so wichtig ist es Ihnen, einen Ort zu finden, an dem Sie sesshaft werden können. Zwar lieben Sie es, Ihren zahlreichen Talenten und Fähigkeiten Ausdruck zu verleihen und Ihre Mitmenschen mit einer immer neuen Facette Ihrer Persönlichkeit zu überraschen, doch auch Sie brauchen einen Boden, der Ihren Wurzeln Halt gibt. Vielleicht finden Sie diesen Ort, an dem Sie zu Hause sind, nicht sofort, aber wenn Sie ihn gefunden haben, kann Sie fast nichts mehr aufhalten, denn nun sind Sie nicht nur ein Mensch mit Visionen, sondern auch einer, der in der Lage ist, seine Ideen Wirklichkeit werden zu lassen.

Ihr persönlicher Schlüssel zu Gesundheit und Wohlbefinden

Ein Schlüssel zu Ihrer körperlichen, seelischen und geistigen Gesundheit ist Ihre Fähigkeit, Ihren Gefühlen klar Ausdruck zu verleihen. Es ist Ihre Stärke, direkt und ohne Umwege auf eine Sache zuzugehen und sich nicht von Hindernissen abschrecken zu lassen. Zugleich bleiben Sie geschmeidig und beweglich wie eine junge Pflanze, die sich im Frühling Ihren Weg durch das Erdreich gebahnt hat. Denn Sie wissen, dass Wachstum bedeutet, immer neue Impulse zu integrieren, um an Größe und Kraft zu gewinnen. Und wie eine Pflanze sich an der Sonne orientiert, brauchen Sie klare Ziele, die Sie verfolgen können. Jede Herausforderung, die Ihnen begegnet, ist Ihnen als Chance, sich weiterzuentwickeln, willkommen.

Üben Sie sich in Geduld

Für Sie ist es wichtig, im Leben voranzukommen. Wenn sich Ihnen ein Hindernis in den Weg stellt, sind Sie bemüht, es so schnell wie möglich zu beseitigen. Dabei gehen Sie, wenn nötig, nicht gerade zimperlich vor. Aber manchmal kommt es vor, dass Sie Ihren Willen partout nicht durchsetzen können – und dann beginnen Sie, ungeduldig zu werden. Besonders wenn Sie sich wieder einmal zu viel zugemutet haben. Und da Sie als Holz-Typ stets viele tolle Ideen haben, die selbstverständlich keinen Aufschub dulden und am besten alle gleichzeitig in die Tat umgesetzt werden müssen, kann es Ihnen passieren, dass Ihnen die Energie ausgeht. Dann fühlen Sie sich blockiert. Es ist, als ob man Ihnen den Hahn zu Ihrer Kreativität zugedreht hätte, Sie stagnieren.

Vom Visionär zum leichtsinnigen Sturkopf

Es ist bewundernswert, wie Sie es immer wieder schaffen, unter Druck wahre Meisterleistungen zu vollbringen. Zwar kommen Sie danach auf dem Zahnfleisch daher, aber Sie haben es geschafft! Nur zu welchem Preis? Auf der Strecke bleiben die Menschen, die Ihnen etwas bedeuten, sowie Verpflichtungen, die Sie anderen gegenüber eingegangen sind – und nicht zuletzt auch Ihre Gesundheit. Und das bekommen Sie deutlich zu spüren: Muskelverspannungen, Kopfschmerzen, Verdauungsstörungen machen Ihnen zu schaffen. Ihr Körper sagt Ihnen deutlich: Mach langsamer! Doch erst wenn die Symptome sich nicht mehr ignorieren lassen, suchen Sie Hilfe. Und selbst dann hat Sie die Ungeduld oftmals noch im Griff – keine Methode und keine Behandlung geht Ihnen schnell genug, damit Sie nur ja bald wieder fit sind und Ihre Projekte in Angriff nehmen können.

> Wenn der Holz-Typ es mit seinen Eigenschaften übertreibt, wird aus dem Visionär schnell ein leichtsinniger Sturkopf, der ohne Rücksicht auf andere und die eigene Gesundheit seine Ziele erreichen möchte.

Irgendwann jedoch sind die Energiereserven erschöpft. Was einstmals überreichlich vorhanden war, ist nun aufgebraucht. Es herrscht Holz-Mangel, und das bedeutet für den Holz-Typ die völlige Erschöpfung bis hin zum Zusammenbruch. Richtete sich die Aggression zuvor noch gegen jeden, der sich Ihnen in den Weg stellte, richtet sie sich nun nach innen.

Der Feuer-Typ – der Leidenschaftliche

In Ihnen lodert die leidenschaftliche Kraft des Feuers. Sie besitzen eine starke Ausstrahlung und ziehen andere Menschen mit Ihrem Charisma an – und Sie genießen es, im Mittelpunkt der Aufmerksamkeit zu stehen. Dieser leichte Hang zur Egozentrik soll jedoch nicht die große Zuneigung verschleiern, die Sie anderen Menschen gegenüber empfinden. Sie brauchen die Menschen, und die Menschen brauchen Sie, denn Sie besitzen die Gabe, andere zu führen. Und so findet man Sie nicht selten in verantwortungsvollen Positionen, in die Sie sich mit Ihrer ganzen Leidenschaft einbringen. Diese Leidenschaft beflügelt jeden, der sich in Ihrer Nähe befindet. Sie verstehen es immer wieder, Ihre Begeisterung auch auf andere zu übertragen.

Süchtig nach Anerkennung

Vielleicht merken Sie aber auch, wie genau dieses Band zwischen Ihnen und den Menschen Sie manchmal in Situationen bringt, in denen Sie sich selbst verlieren. Manchmal sind Sie emotional so mit anderen Menschen verbunden, dass Sie nicht mehr genau zwischen sich und den anderen unterscheiden können. Wo hören Sie auf? Wo beginnen die anderen? Wer sind Sie eigentlich, wenn sich niemand mehr auf Sie bezieht? Was bleibt von Ihnen übrig, wenn eines Tages die Anerkennung schwindet und Ihre Leuchtkraft nachlässt? Werden Sie dann immer noch so umschwärmt wie heute?

Angst, die krank macht

Die Aussicht, eines Tages an Ausstrahlung zu verlieren, macht Feuer-Typen unruhig – und sie drehen noch mehr auf, lassen das Feuer noch höher lodern, nur um der Welt mitzuteilen, dass sie immer noch da sind. Stets sind Sie zur Stelle und überhäufen Ihre Mitmenschen mit Ihrer guten Laune, die fast schon unkontrolliert aus Ihnen herausbricht. Sie laufen regelrecht heiß. Übererregung, Rastlosigkeit, die Angst vor dem Verlust der Anerkennung – das macht sich auf Dauer auch körperlich bemerkbar: Schlaflosigkeit, starkes Herzklopfen, sich abwechselnde

Hitzewellen und Kälteschauer, starkes Schwitzen und juckende Hautausschläge. Schließlich kommt es auch hier zu einer völligen Erschöpfung der Feuer-Energie. Wo zuvor noch ein Vulkan brodelte, herrschen nun Leere und Kälte.

Der Erde-Typ – der Fürsorgliche

Menschen, die wie Sie ein Erde-Typ sind, sind mit einem grenzenlosen Mitgefühl für die Welt im Allgemeinen und für ihre Mitmenschen im Besonderen gesegnet. In allem und jedem erkennen Sie stets das Gute. Wenn Ihnen jemand ein Problem schildert, dann haben Sie stets ein offenes Ohr und alle Geduld der Welt.

> Es gibt kaum einen Menschen, bei dem man sich so angenommen und geborgen fühlt wie bei Ihnen. Sie sind der beste Freund, die fürsorglichste Mutter, der hilfsbereiteste Kollege, die freundlichste Nachbarin, der verständnisvollste Partner ...

Wer auch immer sich in Not befindet, der braucht nur bei Ihnen anzuklopfen – und meist noch nicht einmal das, denn Ihre Tür steht in der Regel immer offen. Und genau das ist auch Ihr Problem.
Wann haben Sie das letzte Mal nein gesagt? Als echter Erde-Typ werden Sie jetzt sicherlich eine Weile überlegen. Vielleicht rechtfertigen Sie sich sogar, indem Sie sagen, dass Sie ja gern für andere da sind. In der Tat ist das eine hehre Motivation, und gäbe es mehr Menschen von Ihrer Sorte, dann wären wir dem Traum

vom Weltfrieden sicher ein deutliches Stückchen näher. Doch leider lädt das auch dazu ein, Sie auszunutzen.

Die Angst, nicht mehr gebraucht zu werden

Schnell ist es passiert, und Sie haben über das Lösen der Probleme anderer Ihre eigenen Probleme vergessen. Während Sie dafür sorgen, dass andere in Ihnen Stabilität und Verlässlichkeit finden, verlieren Sie sich selbst nach und nach aus den Augen. Während andere im Mittelpunkt Ihrer Aufmerksamkeit stehen, büßen Sie Ihre eigene innere Mitte ein. Und irgendwann definieren Sie sich selbst nur noch darüber, für andere da zu sein. So wird aus Angst, dass Sie eines Tages nicht mehr gebraucht werden könnten, aus der liebevollen Unterstützung ungefragte Einmischung und aus dem natürlichen Mitgefühl enervierende Besorgnis.

Essen gegen die Einsamkeit

Mit aller Macht versuchen Sie, die Menschen an sich zu binden. Und doch fühlen Sie sich zunehmend einsam, denn Sie befürchten, dass die Menschen nicht an Ihnen selbst interessiert sind, sondern nur an der Funktion, die Sie erfüllen. Diese Momente der Erkenntnis und Einsamkeit werden aber schnell kompensiert, z. B. mit Essen. Essen erfüllt Ihre leere innere Mitte – allerdings nur vorübergehend –, und so kann es leicht zur Sucht werden. Die gesundheitliche Balance des Erde-Typs hängt stark von seinem Essverhalten ab: immer mehr Aufmerksamkeit, immer mehr Bedürftigkeit, immer mehr Liebe,

immer mehr Essen. Doch das Gefühl von Sattheit will sich einfach nicht einstellen. Stoffwechselstörungen, Übergewicht, Sodbrennen, Bauchschmerzen, zunehmende Unbeweglichkeit sind die körperlichen Folgen.

Über kurz oder lang entsteht auf diese Weise ein Mangel an Erde. Um diesen auszugleichen, begeben Sie sich in Abhängigkeit von anderen Menschen. Manche Erde-Typen beginnen sogar, Aufmerksamkeit und Wertschätzung zu erzwingen. Sie werden besitzergreifend und manipulieren ihre Mitmenschen. Von Mitgefühl keine Spur mehr, die Umwelt wird instrumentalisiert, damit der Erde-Typ sich nicht einsam fühlen muss.

Der Metall-Typ – der Ordentliche

Als Metall-Typ fasziniert Sie Ordnung in all ihren Facetten. Sie fühlen sich von der Symmetrie in der Natur angezogen und machen sich auf die Suche nach den Prinzipien des Schönen in ihr. Sie interessieren sich für die Reinheit der Mathematik und die Unbestechlichkeit der Logik. Sie beschäftigen sich mit Kunst und Kultur sowie ihren Gesetzen. Ob Religion oder Philosophie, die ethische Dimension unseres Daseins fesselt Sie. Und über all diese Dinge können Sie mit Ihren besten Freunden – auch wenn es nur eine Handvoll sind – tiefschürfende Gespräche führen, in denen Sie die letzten Rätsel des Universums zu ergründen suchen.

Auf der Suche nach den Gesetzen des Universums ist Ihnen eines jedoch schnell klar geworden: Alles ist dem ewigen Wandel unterworfen. Was heute gilt, ist morgen schon Schnee von gestern. Und obwohl Sie wissen, dass dies so ist, bereitet es Ihnen trotzdem Kummer, denn es bedeutet letztlich, dass Sie sich auf nichts und niemanden verlassen können – die schlimmste aller Vorstellungen für Sie. Und so suchen Sie verzweifelt nach dem Dauerhaften in der Welt, das allem Wandel zu widerstehen vermag.

Ordnung und Disziplin – nicht um jeden Preis

Dem Element Metall wird die Lunge zugeordnet, jenes Organ, das für die Atmung zuständig ist, für den fortwährenden Austausch zwischen innen und außen. Die Chinesen nennen die Lunge auch den »Beamten der rhythmischen Ordnung«. Einatmen und Ausatmen, das entspricht auf der Ebene des Geistes dem Prinzip von Geben und Nehmen. Würden wir versuchen, die Luft, die wir einatmen, festzuhalten, würden wir sterben. Im übertragenen Sinn geschieht dies beim Metall-Typ, wenn er versucht, an Ordnung und Disziplin festzuhalten und alle Eventualitäten auszuschließen. Die Folge: Erstarrung. Diese macht sich auch auf der körperlichen Ebene bemerkbar – Muskelverspannungen, Wirbelsäulenprobleme, Gelenksteifigkeit sind typische Erkrankungen des Metall-Typs, der sein Element übertrieben lebt.

Der Sturz ins Chaos

Weil er immer unfähiger wird, sich an verändernde Umweltbedingungen anzupassen, verliert er schließlich den Anschluss an die Welt. In diesem Moment greift keine Ordnung mehr. Es tritt der Zustand des Metall-Qi-Mangels ein: Verwirrung und Chaos. Umso heftiger halten Metall-Typen an ihren Ansichten und Weltbildern fest, auch wenn sie keine innere Überzeugung mehr dafür empfinden. Sie tun dies nur noch aus Gewohnheit und weil sie keinen anderen Halt mehr finden. Aus Ermangelung einer eigenen Position übernehmen sie nicht selten gesellschaftliche Konventionen und machen diese zum Maßstab – und damit sich selbst zur leblosen Marionette.

Der Wasser-Typ – der Philosophische

Als Wasser-Typ brauchen Sie den regelmäßigen Rückzug von der Welt, um über sich selbst und die anderen reflektieren zu können. Die Welt interessiert Sie, aber Sie suchen nicht nach einer Ordnung in ihr, sondern nach ihrem Sinn. Gern beschäftigen Sie sich mit philosophischen Fragestellungen, und immer wieder versuchen Sie, herauszufinden, »was die Welt im Innersten zusammenhält«. Früh wussten Sie, welche Richtung Sie in Ihrem Leben einschlagen würden – so wie das Wasser im Gebirge von Anfang an einen Weg zum Meer kennt. Von Ihrem Element haben Sie auch die Fähigkeit bekommen, Ihre Ziele mit großer Geduld zu verfolgen. Hindernisse überwinden Sie nicht, indem Sie sie aus dem Weg räumen, sondern, indem Sie sie elegant umfließen. Sie geben eher nach und sind deshalb oft der Stärkere, der sich der Bewunderung seiner Mitmenschen sicher sein kann.

Lassen Sie den Kontakt nicht abbrechen

Was aber, wenn Ihnen ein solcher Widerstand entgegengesetzt wird, dass Ihr Wasser gestaut wird? Dann endet Ihr geschmeidiger Fluss durch die Landschaften des Lebens, und Sie beginnen, Ihre Ziele mit aller Ihnen zu Gebote stehenden Gewalt zu verfolgen. Auf körperlicher Ebene spiegelt sich das in Verhärtungen am ganzen Körper wider, angefangen bei Nieren- und Blasensteinen bis hin zu arthritischen Erscheinungen und Bluthochdruck. Auf seelischer Ebene werden Wasser-Typen leicht reizbar und verschlossen. Sie kehren der Welt den Rücken und sehen im Austausch mit ihr nur noch ein lästiges Übel. In Ihrer Zurückgezogenheit werden Sie zum mürrischen Eigenbrötler, der für die Erlebnisse der anderen nur noch herablassende und zynische Kommentare übrig hat und ansonsten pessimistisch in die Welt blickt. Dahinter verbirgt sich eine große Angst vor der Welt, die Sie durch aggressive Ablehnung zu kaschieren suchen. Indem Sie sich unausstehlich geben, hoffen Sie, so wenig wie möglich von der Außenwelt berührt zu werden. Doch die Welt ist das, was uns ernährt. Sich auf diese Weise von der Welt abzuwenden, kommt einer sukzessiven Austrocknung gleich. Es ist ein extrem lebensfeindlicher Umgang mit sich selbst. Dieser kann schließlich in einen Wasser-Qi-Mangel münden. Wenn es so weit kommt, ist jedes Vertrauen und jeder Kontakt zur Welt unterbrochen. Die Folgen können Depressionen bis hin zum Verlust des Lebenswillens sein.

Bitte vergessen Sie nicht, dass Sie im Grunde alle Elemente in sich tragen (siehe Kasten unten). Dieser Test zeigt lediglich einen Schwerpunkt, der sich auch im Laufe der Zeit wandeln kann. Es ist gut möglich, dass dieser Test deshalb zu einem späteren Zeitpunkt abweichende Ergebnisse erbringen wird.

Die Typologie und ihre Grenzen

info

Vielleicht haben Sie festgestellt, dass Sie sich mit mehreren Typen identifizieren können. Dann sind Sie ein Mischtyp. In diesem Fall sollten Sie überlegen, welcher Element-Typ derzeit in Ihrem Leben überwiegt, und sich darauf konzentrieren. Behalten Sie jedoch auch die Empfehlungen für das andere Element oder die anderen Elemente im Auge, die Sie für sich als ebenfalls stimmig erachten. Da die Elemente in uns ein System bilden, in dem jedes mit dem anderen unauflöslich verbunden ist, berühren Sie immer auch das Ganze, selbst wenn Sie sich anfangs nur mit einem Teilaspekt beschäftigen – wie bei einem Mobile, auch das bewegt sich immer als Ganzes, egal, an welcher Stelle Sie es berühren.

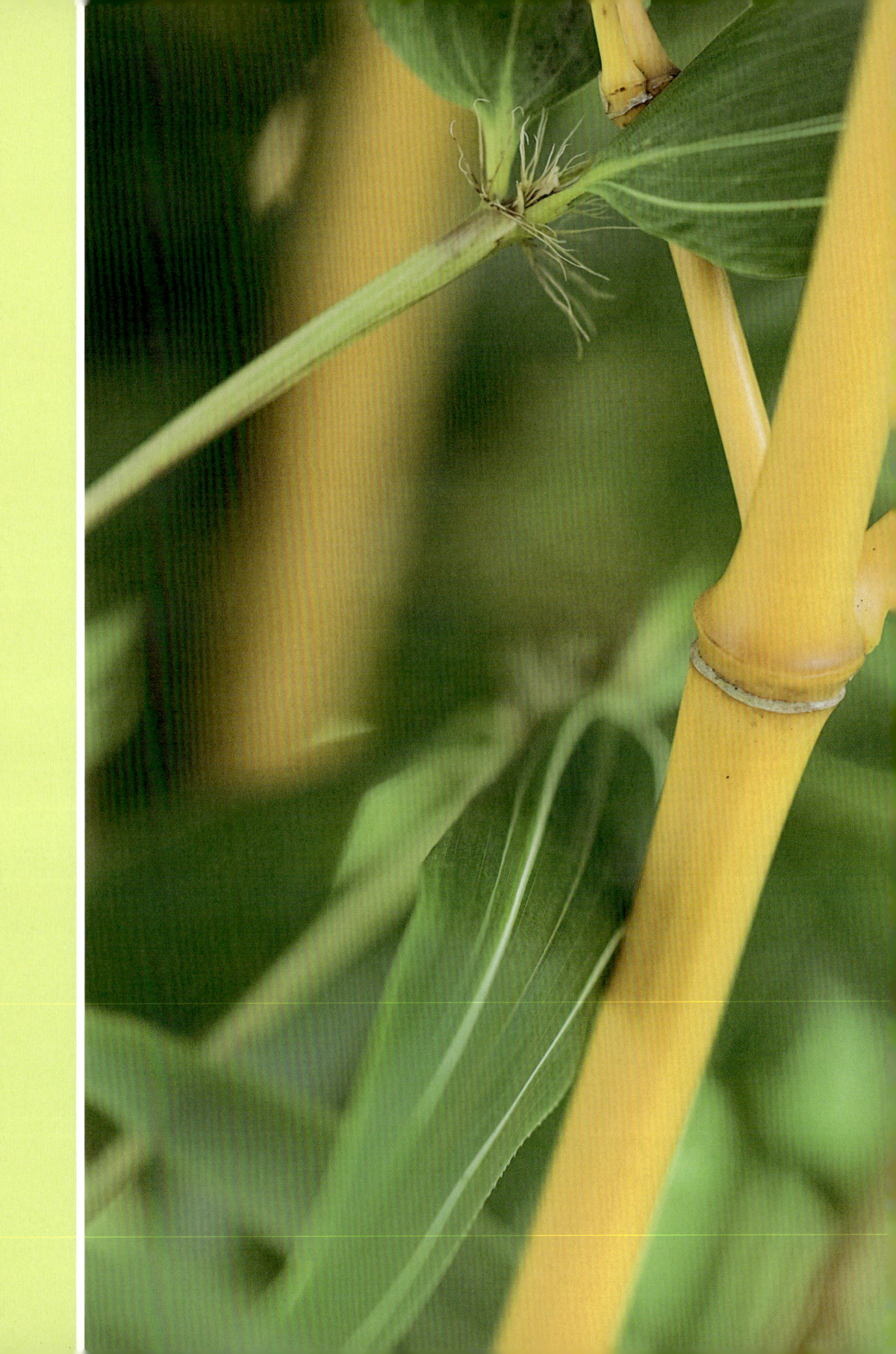

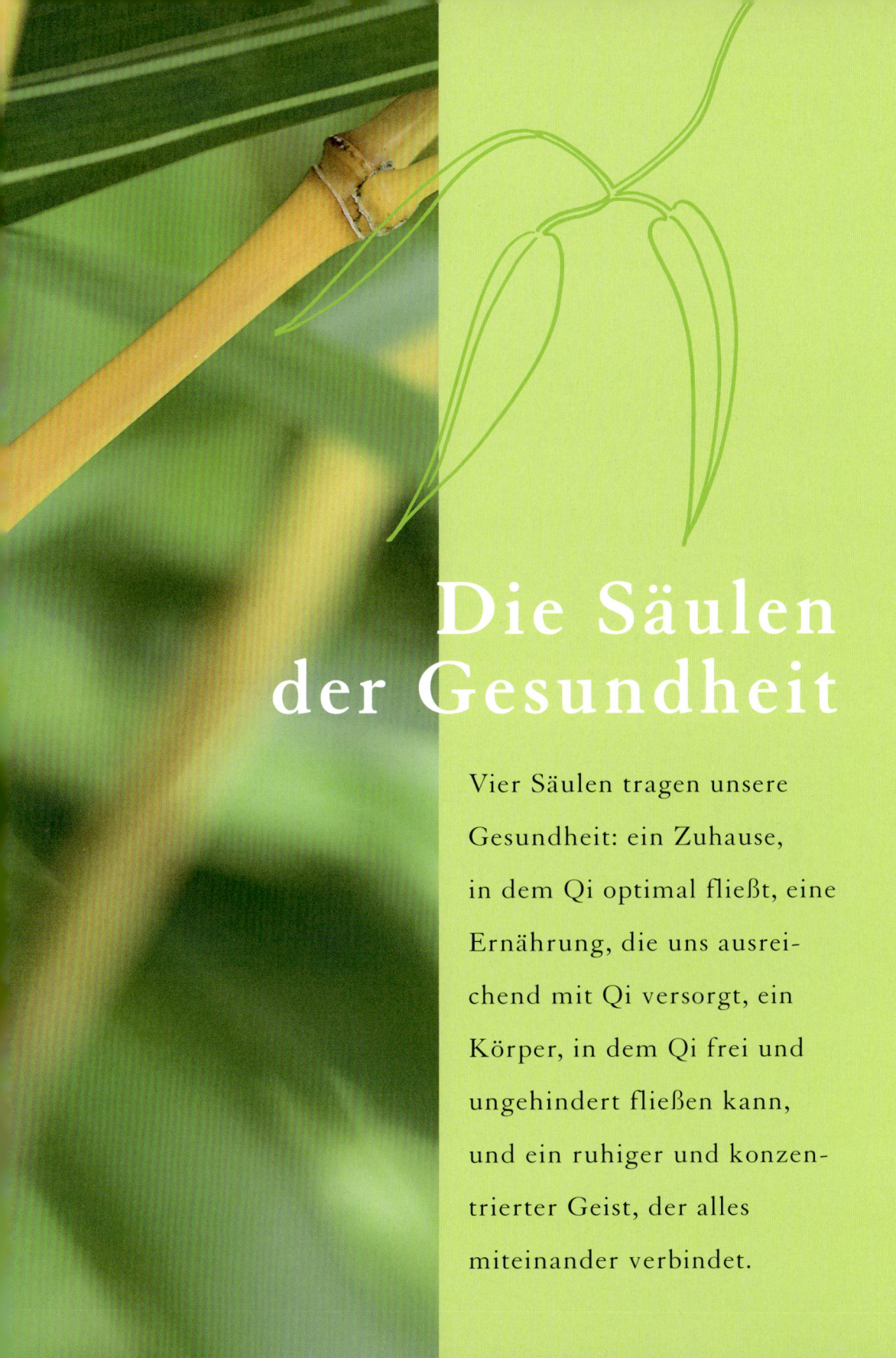

Die Säulen der Gesundheit

Vier Säulen tragen unsere Gesundheit: ein Zuhause, in dem Qi optimal fließt, eine Ernährung, die uns ausreichend mit Qi versorgt, ein Körper, in dem Qi frei und ungehindert fließen kann, und ein ruhiger und konzentrierter Geist, der alles miteinander verbindet.

Das gesunde Zuhause

Qi bewegen und sammeln – das ist der oberste Grundsatz, wenn es darum geht,

Gesundheit in unser Leben einzuladen. Feng Shui macht diesen Grundsatz zum

Leitgedanken, indem es davon ausgeht, dass Gesundheit nur möglich ist, wenn der

Mensch in einer Umgebung lebt, in der Qi fließen kann. Denn nur dann kann

er Qi aufnehmen und in seinem Körper bewegen.

Qi – der gute Geist des Hauses

In der chinesischen Tradition wie auch in vielen anderen Traditionen ist das Haus mehr als nur eine strukturierte Anhäufung lebloser Materialien. Oftmals dachte man, das Haus wäre von guten Geistern bewohnt, die man durch Geschenke und Gaben positiv stimmen wollte. Dahinter steckt die Vorstellung, dass es dem Menschen nur so gut gehen kann, wie es um die eigenen vier Wänden bestellt ist. Das Haus wird als ein Organismus voller Leben und Symbol für den Menschen selbst angesehen – und Qi ist sein »guter Geist«, um den wir uns bemühen müssen.

Der Charakter eines Hauses und sein »Gesicht«

Haben Sie schon einmal beobachtet, wie Kinder ein Haus zeichnen? In aller Regel wird auf ein Rechteck ein Dreieck als Dach gesetzt, in die Mitte der Fassade kommt eine Türe und links und rechts davon je ein Fenster – das Haus scheint ein Gesicht zu haben! Dabei entspricht die Tür dem Mund, und die Fenster sind die Augen. Und tatsächlich können Häuser durch eine entsprechende Gestaltung der Fassade (von französisch »face« = Gesicht) den Eindruck erwecken, als blickten sie uns an – mal freundlich, mal gutmütig, mal verkniffen und manche modernen Häuser mit einem ganz verzerrten Gesichtsausdruck. Je näher ein Haus an die klassischen Proportionen eines Gesichts herankommt, umso sympathischer erscheint es uns, weil es ganz offen seinen Charakter zeigt.

Ist bei einem Haus z. B. die Eingangstür für einen Herannahenden nicht einsehbar, erscheint es uns verschlossen und wenig einladend. Eine gut plazierte und großzügig gestaltete Tür ist hingegen ein architektonischer Willkommensgruß, den man gern annimmt.

Blumen und Pflanzen, die den Weg des Eintretenden säumen, tun ein Übriges, um einem Haus ein freundliches Gesicht zu geben.

Feng Shui beginnt bei der Eingangstür

Im Feng Shui würde man das so ausdrücken, dass eine einladende Eingangstür genügend Qi einlassen kann und damit die energetische Versorgung des Hauses gewährleistet. Da Qi Ihr Haus stets durch die Eingangstür betritt, ist dieser Bereich von entscheidender Bedeutung für das gesamte Feng Shui Ihres Hauses. Man könnte auch sagen: Wenn das Feng Shui Ihrer Haustür nicht in Ordnung ist, hat es wenig Sinn, sich um das Feng Shui der dahinterliegenden Räume Gedanken zu machen. Fangen Sie deshalb stets beim Eingang an, wenn Sie sich entschließen, die Regeln des Feng Shui in die Praxis umzusetzen.

Gutes und schlechtes Qi

In Situationen, in denen Qi nicht fließen kann, weil es an seiner natürlichen Entfaltung gehindert wird, entsteht Sha Qi. Das chinesische Schriftzeichen »sha« hat in diesem Zusammenhang die Bedeutung von »zerstören«, »töten«, »verletzen« oder sogar von »böser Geist« im Sinne eines Dämons. Sha Qi könnte man daher als »übles, schlechtes Qi« übersetzen, dessen Eigenschaft darin besteht, die positiven Kennzeichen des Sheng Qi – des guten Qis – umzukehren.

Dies kann auf zwei Arten geschehen:

1. Qi wird die Eigenschaft genommen, sich in Schwingungen zu bewegen. Nun folgt Qi nicht mehr seinem zyklischen Auf und Ab, sondern drängt wie ein schneidender, kalter Wind mit zunehmender Geschwindigkeit geradlinig nach vorn. Aus diesem Grund vergleicht man Sha Qi auch gern mit einem Pfeil und nennt seinen Einfluss das Wirken »geheimer Pfeile«.
2. Qi wird die Eigenschaft genommen, sich vorwärtszubewegen. Dies hat zur Folge, dass Qi sich nicht mehr entwickeln und erneuern kann. Dieses Sha Qi ist wie die abgestandene Luft in einem versiegelten Zimmer oder wie ein Tümpel, in dem sich das Wasser nicht mehr bewegen kann und der so zu einem Hort von Schmutz und Krankheit wird.

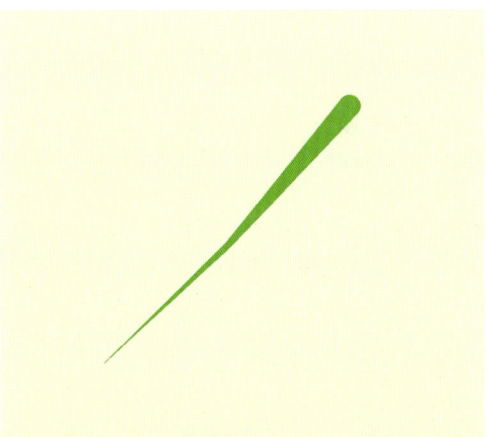

◾ Sha Qi bewegt sich nicht mehr in Schwingungen und kann so seine zerstörerische Wirkung frei entfalten. Man spricht auch von »tötendem Qi«.

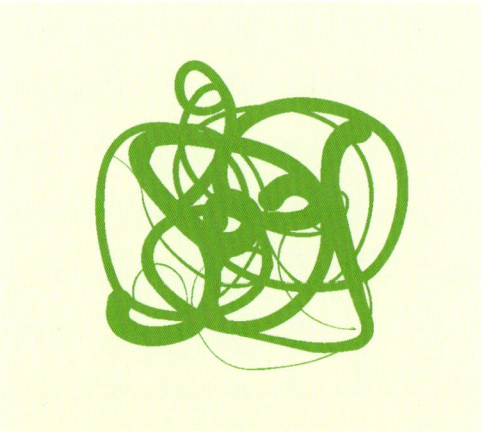

> ▪ Kann Qi sich nicht mehr bewegen, staut es sich zunächst und versiegt schließlich ganz. Deshalb kann man dieses Sha Qi mit »sterbendem« oder »giftigem Qi« übersetzen.

des stetig vor sich hin plätschernden Baches verkörpert Qi in seiner optimalen Gestalt. Sha Qi hingegen verläuft geradlinig. Es tritt plötzlich hervor und drängt sich ungezügelt nach vorn (tötendes Qi). Oder aber es hört auf, sich zu bewegen, erneuert sich nicht mehr und versiegt schließlich (sterbendes Qi). Stellen Sie sich nun einen Sturzbach vor, der auf seinem Weg ins Tal alles, was noch an fruchtbarer Erde vorhanden ist, gnadenlos mit sich in die Tiefe reißt. Damit ist der Sturzbach ein Bild für tötendes Qi. Das nächste Bild ist ein morastiger und brackiger Tümpel. Es gibt keine Zirkulation, keinen Austausch, keine Reinigung und damit keine Veränderung des vorhandenen Zustands – ideale Ausgangsbedingungen für die Ansammlung von Schadstoffen und die Brut von Krankheitserregern und allerlei Ungeziefer. Mit diesem Bild ist das sterbende Qi gemeint.

Woran erkenne ich Sheng Qi und Sha Qi?

Sheng Qi erkennen Sie an den sanften Schwingungen und der kontinuierlichen Fortbewegung. Es bewegt sich geschmeidig und ruhig vorwärts. Stellen Sie sich den Lauf eines sich ruhig durch Wiesen und Felder schlängelnden Baches vor, der sich den natürlichen Formen der Landschaft anpasst. Die Ufer halten sein Wasser, blockieren aber nicht seinen Fluss. Das Wasser fließt dadurch beständig und gemächlich, ist rein und frisch. Und da sich der Bach in sanft geschwungenen Kurven durch das Land bewegt, sammelt sich an den Innenseiten der Biegungen fruchtbare Erde – die Grundlage für saftige Wiesen und ertragreiche Äcker. Dieses Bild

Sha Qi rund um mein Zuhause

Sheng Qi in Ihrer Umgebung beeinflusst das Qi Ihres Hauses positiv, während Sha Qi Ihr Heim beeinträchtigt. Häufig auftretende Sha-Qi-Situationen sind:

- gerade Strukturen wie Wege und Straßen, die auf das Haus, insbesondere die Eingangstür, zeigen (die typischen »Pfeile«)
- Kanten von Nachbarhäusern, die auf das Haus zeigen (sogenannte »Äxte«)
- senkrechte Strukturen wie Laternen- oder Strommasten in unmittelbarer Nähe des Hauses (sogenannte »Schwerter«)

- spitze Strukturen wie z. B. Vordächer von Nachbarhäusern, die auf das Haus zeigen (sogenannte »gezückte Dolche«)
- sterbendes Qi in Form von Friedhöfen, Müll- und Schutthalden, Parkplätzen, Ruinen, dunklen Hinterhöfen

Weitere Sha-Situationen, die Sie wenn möglich vermeiden sollten:

- »Pfeile«: Tunnel, Durchgänge oder Toreinfahrten, die auf Ihr Haus gerichtet sind, Tiefgarageneinfahrten, Brücken, in deren Flucht sich Ihr Haus befindet, schmale Baulücken, die auf Ihr Haus zeigen, Überland-, Hochspannungs- und Telefonleitungen ...
- »Äxte«: Balkone, Erker und andere architektonische Strukturen, die mit ihren Kanten auf Ihr Haus zeigen, waagerechte Kanten, z. B. Dachkanten und Dachrinnen, die Seitenansicht einer Brücke, die das Haus horizontal schneidet, beispielsweise eine Eisenbahnbrücke, Autotrasse oder auch eine Fußgängerüberführung ...
- »Schwerter«: Bäume, die zu nah am Haus stehen (sie unterbinden die Versorgung mit Licht-Qi), Säulen und Stützpfeiler; Antennen, Fahnenstangen, hohe Türme (Kirchtürme, Sendestationen, Fabrikschornsteine etc.)
- »Dolche«: Satellitenschüsseln; architektonische Besonderheiten wie hervorspringende Ecken ...

Sha Qi in meinem Zuhause

Auch in den Lebensräumen des Menschen selbst, seinen Wohnungen und Häusern finden wir das negative Sha Qi in seinen verschiedenen Ausprägungen. Und gerade hier wirkt es sich besonders nachteilig auf das Wohlergehen und die Gesundheit seiner Bewohner aus.

Ungünstig sind lange Gänge, die nur eine starre Vorwärtsbewegung erlauben (hier wirkt in erster Linie tötendes Qi). Pfeilgerade Flure zerteilen das Haus und erzeugen das Gefühl von Grenzen – genau wie ein reißender Sturzbach oder eine vielbefahrene Schnellstraße nicht zum Überqueren ermuntert. Auf diese Weise tötet Sha Qi die Kommunikation der Bewohner eines Hauses, trennt die Beziehungen beziehungsweise lässt sie gar nicht erst aufkommen.

Sterbendes Qi findet sich vorwiegend in den Bereichen, die von den Bewohnern gemieden oder vernachlässigt werden. Das können Räume sein, die das Gefühl des Eingesperrtseins, der Beklemmung und der Ausweglosigkeit hervorrufen, Räume, in denen einem sprichwörtlich »die Decke auf den Kopf fällt«, die bedrückend wirken oder eine düstere Stimmung verbreiten. Auch extreme Unordnung sowie die berüchtigte Totenstille sind Anzeichen für Sha Qi in Ihrer Wohnung / Ihrem Haus. Ebenfalls vermeiden sollten Sie:

- offen liegende Leitungen, Kabel und Rohre
- scharfkantige, spitze Möbelstücke
- in einer Linie aufgereihte Möbel (z. B. im Großraumbüro)
- lange Treppen
- mehrere aufeinanderfolgende Türen
- Kellerräume, Abstellkammern, dunkle Winkel und Ecken
- Zugluft bzw. stehende Luft

Qi im Haus fördern

Das Haus gleicht dem menschlichen Körper und muss genau wie dieser mit Qi versorgt werden. Dieses Qi ist an die Bewohner des Hauses gebunden – das Haus beeinflusst das Qi des Menschen, der Mensch das des Hauses.

Die folgenden drei Regeln fassen die Kernaussagen eines guten Feng Shui zusammen. Die Umsetzung dieser Regeln ist das A und O und sollte daher vor allen anderen Eingriffen in die Gestaltung Ihrer Wohnung stehen. Sie werden merken: Wenn Sie »Problemzonen« im Sinne dieser Regeln angehen, ist es, als ob Ihr Haus an diesen Stellen wieder aufatmet.

Grundregel 1

Qi verlässt einen Raum nicht an der gleichen Stelle, an der es ihn betreten hat. Das drückt sich z. B. darin aus, dass Qi in der Regel durch die Türen an der Vorderfront eintritt, sich seinen Weg durch das Haus bahnt und an der Rückseite – über eine Hintertür oder einfach durch ein Fenster – wieder austritt.

Deshalb ist es problematisch, wenn Qi zwar einen Raum betreten kann, aber keinen Ausgang findet, was häufig bei fensterlosen Räumen wie dem Badezimmer und der Toilette der Fall ist. Da das Qi nicht zurück kann, muss es sich stauen und »stirbt« schließlich.

Die Umsetzung in der Praxis

Gerade in Räumen, in denen sanitäre Anlagen untergebracht sind, kann Qi zwar meist über die Belüftung entweichen, doch es fehlt der optische Reiz, der für uns Menschen so wichtig ist, um das Strömen des Qi als positiv zu erleben. Sorgen Sie also für einen visuellen Ausgleich für die fehlenden Öffnungen in der Wand, z. B. durch den Einsatz von entsprechend plazierten Spiegeln (siehe Seite 67). Auch größere Bilder und Poster von Landschaften können den Raum – zumindest dem Eindruck nach – nach außen hin öffnen.

Grundregel 2

Qi darf in seinem Fluss, der meist in einer geschwungenen Kurve von der Tür zum Fenster verläuft, nicht durch Hindernisse beeinträchtigt werden. Durch die Plazierung von Möbeln und Ähnlichem sollte Qi höchstens geleitet werden, damit es beispielsweise auch energetisch unterversorgte Stellen eines Raums erreichen kann.

Die Umsetzung in der Praxis

Bei Platzmangel ist es besser, abgerundete Möbel zu verwenden, die den Qi-Fluss um sich herumführen – genau wie Wasser einen rund geschliffenen Felsen umspült.

Grundregel 3

Plazieren Sie sich selbst niemals im Qi-Fluss, weder die Sitzgelegenheiten noch Ihr Bett und auch nicht Ihren Arbeitsplatz. Wie bei einem Bach befindet sich die günstigste Zone am »Ufer« des Qi-Flusses. Dies kann sich jedoch als schwierig erweisen, wenn durch eine großflächige Befensterung der Qi-Fluss eine zu breite Ausgangsstelle vorfindet und dadurch keine geschützten »Zonen« entstehen können.

Die Umsetzung in der Praxis

In diesem Fall bietet sich die Eindäm-
mung und Lenkung des Qi-Flusses mit
Hilfe von Barrieren wie z. B. Pflanzen,
Paravents oder Vorhängen an, die zwischen Ihnen und dem Fenster plaziert
werden.

Das richtige Klima schaffen

Bevor Sie darangehen, Heilmittel zur
Abwehr von ungünstigen Einflüssen auf
Ihren Lebensraum einzusetzen, sollten Sie
Ihren Blick auf die gegenwärtige Situation
des Qi in Ihrer Wohnung richten. Denn
jedes Heilmittel benötigt Qi, um seine
Wirkung entfalten zu können, und wenn
in Ihrem Haushalt ein Mangel an Qi
besteht, sind Lösungsvorschläge gegen Sha
von vornherein zum Scheitern verurteilt.
Dabei müssen wir fünf Formen von Qi
unterscheiden, die zusammen das Klima
Ihres Lebensraums bilden:

- Licht
- Wärme
- Luft
- Wasser
- die Energie, die von den Bewegungen
  der Bewohner selbst ausgeht

Wenn Sie die folgenden Ratschläge beher-
zigen, optimieren Sie nicht nur das Klima
Ihres Lebensraums, Sie erhöhen gleichzeitig auch seine »Immunabwehr«, das heißt,
Sie machen ihn fit, sich besser gegen schädigende Einflüsse zu wehren. Werfen wir

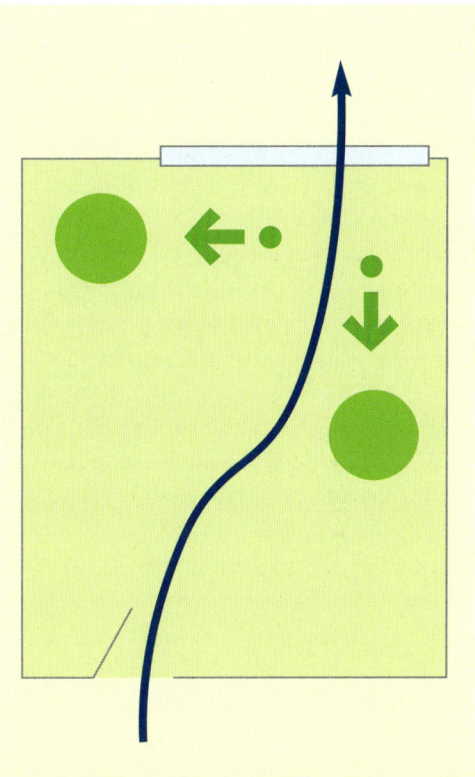

- Stellen Sie dem Qi keine Hindernis-
se in den Weg. Der beste Platz für
Sitz- und Schlafgelegenheiten ist das
»Ufer« des Qi-Flusses.

jedoch zuerst einen Blick auf die fünf
Grundformen des Qi.

Die fünf Formen des Qi

Wir unterscheiden fünf Formen von Qi,
die den Lebensraum mit Energien unterschiedlicher Qualität versorgen und mit
denen wir bei der Verbesserung seines Kli-
mas arbeiten können:

1. **Licht-Qi** bezieht sich auf die künstliche und die natürliche Beleuchtung des Lebensraums. Es verkörpert eine Bewegung nach oben, so wie auch Pflanzen sich am Licht orientieren und in die Höhe wachsen.

2. **Wärme-Qi** sorgt für den Ausgleich von Temperaturschwankungen während des Jahres durch Wärmestrahlung. Wärme-Qi verkörpert die Bewegung von innen nach außen, ähnlich den Strahlen, die von der Sonne oder einem Heizkörper ausgehen.

3. **Luft-Qi** sorgt für die Reinigung und Belebung des Feng Shui eines Hauses. Es transportiert neben Sauerstoff auch Klänge und Düfte. Dabei bewegt es sich wie der Wind, der durch die Öffnungen in das Innere des Hauses eindringt, von außen nach innen.

4. **Wasser-Qi** hat mit der Wasserversorgung des Hauses ebenso zu tun wie mit der Entsorgung von Unrat über die Kanalisation und reguliert darüber hinaus die Feuchtigkeit des Lebensraums. Dieses Qi verkörpert eine Bewegung nach unten, da Wasser stets dem Gefälle folgt.

5. **Bewegungs-Qi** ist gebunden an die Bewohner eines Hauses. Es wird über ihre Bewegungen in das Haus hineingetragen, verteilt und wieder hinaustransportiert. Die Bewegungsrichtung dieses Qi erfolgt seitlich nach allen Richtungen.

Alle fünf Qi-Formen sind miteinander verwoben: Licht-Qi hat eine enge Verwandtschaft mit Wärme-Qi – beide werden unmittelbar von der Sonne hervorgebracht. Luft-Qi arbeitet ebenfalls eng mit Wärme-Qi zusammen, da es die Hitze der Sommermonate mit kühlender Luftbewegung ausgleicht. Gleichzeitig wird Wasser-Qi in Form von Luftfeuchtigkeit im Raum verteilt. Mittelpunkt aller Prozesse aber ist das Qi der Bewohner eines Lebensraums: Sie gestalten das Klima aktiv durch die Einrichtung des Haushalts und werden zugleich von ihm beeinflusst.

So verbessern Sie das Qi in Ihrem Zuhause

Im Folgenden geht es um allgemeine Richtlinien zur Behebung von möglichen Schwächen bei den einzelnen Qi-Formen. Einige der Ratschläge, wie z. B. die bezüglich der Installation Ihrer Heizung, sind möglicherweise nur für Leser interessant, die gerade ein Haus planen oder auf der Suche nach einer neuen Wohnung sind. Aber keine Sorge, selbst wenn Sie »nur« die für Sie machbaren Vorschläge umsetzen, beeinflusst das das Klima bereits so günstig, dass Sie jede Menge Energie und Kraft gewinnen.

Vorschläge zum Licht-Qi

Licht fördert Ihre Gesundheit, wenn es

- von oben kommt;
- sich gleichmäßig über den gesamten Raum verteilt;
- Schatten erzeugt;
- weiß und warm leuchtet.

Ungünstig ist es, wenn

- das Licht von der Seite oder von unten kommt (Blendung);
- der Kontrast zwischen hell und dunkel zu groß ist;

- zu wenig Licht einen Raum düster und bedrohlich macht;
- zu viel Licht einen Raum schutzlos und steril wirken lässt.

Zu dunkle Räume müssen über genügend künstliche Beleuchtung verfügen. Zu helle Räume benötigen ausreichende Möglichkeiten zur Beschattung durch Vorhänge, Jalousien, Rollläden etc. Vermeiden Sie Punktstrahler, Spots sowie »nackte« Glühbirnen als Grundbeleuchtung. Benutzen Sie stattdessen Lampen mit Schirm und mattierte Birnen. Fluter und andere Lichtquellen, die ein indirektes Licht auf die Decke werfen, sind ideal, um den Raum in ein sanftes, gleichmäßiges Licht zu tauchen, dürfen aber nicht blenden! Verzichten Sie auf eine frontale Beleuchtung oder eine Beleuchtung von zwei Seiten: Ohne Schatten verlieren die Dinge ihre Plastizität. Lassen Sie also ganz bewusst dunkle Winkel und schattige Plätze in Ihrem Lebensraum stehen, denn Schatten steht auch für Schutz und Geborgenheit.

Vorschläge zum Wärme-Qi

Gesundes Wärme-Qi

- ist Strahlungswärme, z. B. die Sonnenstrahlung – sie bewegt die Luft nicht und wird erst spürbar, wenn sie auf einen Körper trifft;
- breitet sich zentral aus und steigt auf.

Ungünstig ist es, wenn

- sich in einem Raum entweder die Hitze staut oder die Temperatur nicht gehalten wird;

- wenn ein zu großer Temperaturunterschied herrscht, beispielsweise bei einem offenen Feuer.

Gute Wärme im Sinne von Feng Shui erzielen Sie mit einer Heizung, die mit wenig Konvektion und viel Strahlung arbeitet. Die Wärme muss leicht regulierbar sein, damit sie den sich verändernden Verhältnissen der Jahreszeiten angepasst werden kann. Hier die wichtigsten Heizungstypen im Vergleich:

Ofenfeuer: Ein guter Kachelofen macht Wärme fasslich und vermittelt uns das Gefühl von Zentrierung im Haus. Er kann zum gemeinsamen Bezugspunkt für die Bewohner werden und damit die Bande der Menschen untereinander stärken.

Zentralheizung: Eine Zentralheizung ermöglicht eine gute Regulierung der Temperatur und sorgt für eine gleichmäßige Verteilung der Wärme im Raum. Allerdings produzieren die zumeist unter-

Die richtige Glühbirne

tipp

Verwenden Sie in Wohnräumen bevorzugt Glühbirnen mit einer warmweißen Lichtfarbe, die einen hohen Rotanteil besitzt. Weniger geeignet sind Birnen mit neutralweißem Licht, und auch sogenannte Vollspektrumbirnen sollten Sie nur dort einsetzen, wo Sie überhaupt kein Tageslicht haben. Und tauschen Sie defekte Glühbirnen immer sofort aus!

halb der Fenster angebrachten Heizkörper aufsteigende Warmluft, die sich über das Absinken entlang den Wänden im ganzen Raum verteilt (Luftumwälzung). Verbesserungsvorschlag: Bringen Sie die Heizkörper an den Innenwänden an, so wirken sie mit ihrer gesamten Fläche als Strahlungskörper.

Fußbodenheizung: Diese Art der Heizung ist eher ungünstig, denn in der Natur liegt die kalte Luftschicht unten und die warme darüber. Kommt nun wie bei der Fußbodenheizung die Wärme von unten, wird sie von der über ihr liegenden kalten Luft nach unten gedrückt. Es entsteht eine »Inversionswetterlage« – ein Austausch zwischen den oberen und unteren Luftmassen ist nicht möglich.

Sockelleistenheizung: Die Sockelleistenheizung bietet ein günstiges Verhältnis von Strahlung und Konvektion. Am besten beschränken Sie die Konvektion auf den unmittelbaren Wandbereich. Dadurch werden die Wände erwärmt, die ihre Wärme wiederum als Strahlung in den Raum abgeben.

Vorschläge zum Luft-Qi

Förderlich für die Gesundheit ist Luft-Qi, wenn es

- für einen ständigen Austausch von verbrauchter Luft im Raum sorgt, Geruchsbelästigungen beseitigt und unangenehme Luftfeuchtigkeit verhindert;
- sich gleichmäßig durch einen Raum hindurchbewegen kann.

Ungünstig für die Gesundheit ist es, wenn

- in einem Raum Zug herrscht;
- die Luft in einem Raum steht.

Luft-Qi verbindet die Außenwelt mit der Innenwelt unseres Lebensraums. Wird diese Zirkulation unterbrochen, stirbt das Qi. Deshalb hängt Luft-Qi im Wesentlichen von der Positionierung und der Gestaltung der Öffnungen im Raum ab. Abgesehen davon sollte das Haus insgesamt »atmen« können. Dies war in früheren Zeiten kaum ein Problem, da man mit

---

info

Klimaanlagen – eigentlich ideal fürs Raumklima, aber ...

Klimaanlagen erzeugen prinzipiell ideale Raumbedingungen, haben jedoch Fenster zur Folge, die sich nicht öffnen lassen. Unter anderem wird das Fehlen dieser persönlichen Einflussnahme auf das Innenraumklima für das sogenannte »Sick Building Syndrom« verantwortlich gemacht, das bei den Betroffenen Kopfschmerzen, Depressionen, Ermüdung und sogar Atembeschwerden hervorrufen kann. Tatsächlich geht man davon aus, dass das Gefühl, eingesperrt zu sein, maßgeblich für diese Befindlichkeitsstörungen verantwortlich ist.

luftdurchlässigen Materialien baute oder auf zusätzliche Isolierung verzichtete. Durch die Energiekrisen der 1970er Jahre herausgefordert, begann man mit der systematischen Abdichtung der Wohnräume. Zwar konnte dadurch der Energieverbrauch gesenkt werden, zugleich unterband man aber Luft-Qi und seine heilenden, reinigenden Fähigkeiten.

Das A und O der Luftverbesserung

Das Allerwichtigste aber ist nach wie vor ausreichendes Lüften. Hierzu ein Beispiel: Bei vollständig geöffnetem Fenster erzielen Sie einen kompletten Luftaustausch in zirka 15 Minuten, bei gekipptem Fenster erhöht sich diese Zeitspanne auf bis zu 3,5 Stunden.
Dabei müssen wir unsere Räumlichkeiten jedoch vor zu stark abkühlender Zugluft schützen, da diese rasch zu Gesundheitsproblemen führen kann. Türen ohne Schwellen sind insofern problematisch, als der schmale Spalt unter den Türblättern wie eine Düse wirkt und einen ununterbrochenen Kaltluftstrom erzeugt.

Nutzen Sie die reinigenden Kräfte der Pflanzen

Unsere Atemluft ist so belastet wie noch nie, und viele Gegenstände des täglichen Gebrauchs wie Laserdrucker, Kleber, Fußbodenbeläge, Farben und Plastiktüten sondern zusätzlich Schadstoffe ab – vom hochgiftigen Tabakrauch einmal ganz zu schweigen. Neben regelmäßiger Lüftung empfiehlt sich daher der Einsatz von Pflanzen zur Entgiftung der Luft. Besonders geeignet dafür sind:

- Aloe: auch fürs Schlafzimmer geeignet
- Banane, Einblatt, Schwertfarn: besonders gut fürs Badezimmer geeignet
- Bogenhanf, Crysantheme: pflegeleicht
- Drachenbaum: langlebig und robust
- Efeu: benötigt einen halbschattigen, kühlen Standort
- Ficus benjamini (Birkenfeige): reagiert empfindlich auf Zugluft und wechselnden Lichteinfall
- Gerbera: bevorzugt einen hellen Standort, der jedoch vor direkter Sonneneinstrahlung geschützt ist
- Grünlilie: pflegeleicht
- Philodendron: besonders geeignet für den Wohn- und Arbeitsbereich

Vorschläge zum Wasser-Qi

Ideales Wasser-Qi

- fließt, es betritt den Lebensraum und verlässt ihn auch wieder.

Ungünstig ist Wasser, wenn

- Wasserleitungen undicht sind;
- Wasserleitungen verstopft sind und es zu Überschwemmungen kommt;
- die Feuchtigkeit einen Raum nicht verlassen kann (fördert die Schimmelbildung).

Die oberste Priorität bei allen Maßnahmen zur Verbesserung von Wasser-Qi liegt auf dem einwandfreien Funktionieren der Wasserleitungen und Armaturen. Reparieren Sie tropfende Wasserhähne, verstopfte Rohre, undichte Leitungen sofort. Luft-Qi transportiert besonders in Küche und Bad Wasser-Qi in Form von Dampf.

Hier wie dort gilt deshalb, dass eine zu hohe Abdichtung der Wände zu einem Stau von Qi führen kann, der sich in Fäulnis und Schimmel niederschlagen kann. Besonders problematisch ist das Trocknen von Wäsche in Wohnräumen sowie in fensterlosen Kammern oder Bädern. Wo es nicht möglich ist, einen Hauswirtschaftsraum einzurichten oder an der Außenluft zu trocknen, sollte man auf eine gut funktionierende Lüftung achten.

Trockene, staubfreie Luft ist am gesündesten für den Menschen. Verzichten Sie auf eine zusätzliche Luftbefeuchtung, denn die angeblich trockene Heizungsluft der Zentralheizungen ist nichts weiter als besonders staubreiche Luft, wie im Abschnitt über »Wärme-Qi« bereits angesprochen wurde. Sorgen Sie stattdessen für eine ausreichende Belüftung.

Vorschläge zum Bewegungs-Qi

Bewegungs-Qi

- ist Ausdruck des freien und ungehinderten Zugangs zu allen wesentlichen Stellen im Lebensraum;
- verläuft in sanft geschwungenen Wegen.

Problematisch ist es, wenn

- die Bewegungen der Bewohner in gerade Bahnen oder um scharfe Ecken gezwungen werden, beispielsweise durch lange gerade Flure oder durch scharfkantige Möbel;
- die Bewegungsfreiheit der Bewohner durch Unordnung, ungeschickt plazierte Möbel etc. eingeschränkt wird.

Oftmals sind es alte und nicht mehr benutzte Dinge, die für einen Qi-Stau sorgen. Überlegen Sie: Von welchen Dingen können Sie sich leichten Herzens trennen? Welche Dinge möchten Sie zwar behalten, können sie aber problemlos anderweitig verstauen, beispielsweise im Keller oder auf dem Speicher?

> Unordnung ist ein sicheres Indiz dafür, dass Qi in Ihren vier Wänden nicht im Fluss ist. Sorgen Sie deshalb dafür, dass Sie genügend Stauraum zur Verfügung haben, z. B. indem Sie auch Nischen und den Platz unter dem Bett nutzen.

Scheuen Sie sich nicht, all Ihre Erinnerungsstücke auf den Prüfstand zu stellen! Gutes Feng Shui hat schon oft damit begonnen, mit den Dingen aus der Vergangenheit aufzuräumen. Gerade wenn Sie mit dem Gedanken spielen, sich neue Möbel anzuschaffen: Nutzen Sie die Gelegenheit, und schaffen Sie erst einmal Platz.

Der Umgang mit Ecken und Kanten

Menschen gehen nicht gern im rechten Winkel um eine Ecke, sondern bevorzugen eine Kurve. Das mag daran liegen, dass man nicht erkennen kann, wer oder was hinter der Ecke möglicherweise lauert. Zugleich bedeutet es aber auch eine abrupte 90-Grad-Wendung, so dass der Bewegungsfluss für eine kurze Zeit unterbrochen werden muss. Auch Möbelstücke können hier ein Problem darstellen, wenn sie scharfkantig in den Raum hineinragen, wie z. B. die Kante eines niedrigen Wohnzimmertisches oder die Ecke einer Kommode. Gibt es zu wenig Platz, um diese Hindernisse bequem zu umrunden, sollten Sie sich an entsprechender Stelle lieber für abgerundete und geschwungene Formen entscheiden.

Wie Sie wissen, entsteht Sha überall dort, wo Qi sich nicht rhythmisch entfalten kann, sondern gestaut wird. Ein langer, gerader Weg durch einen schmalen Gang ist ein Paradebeispiel für eine solche Situation. Ebenso sollten Sie in den Räumen darauf achten, dass die Wege nicht durch eine ungeschickte Plazierung der Möbel zu »Rennstrecken« werden.

Die Aufmerksamkeit lenken

Rund 85 Prozent aller Umwelteindrücke nehmen Menschen über das Auge wahr, alle anderen Sinne folgen erst mit weitem Abstand. Es ist deshalb sehr wichtig, die Aufmerksamkeit der Menschen vor allem über optische Eindrücke auf eine bestimmte Bewegungsrichtung zu lenken.

In zweiter Instanz sollten alle anderen Eindrucksebenen (Gehörsinn, Geruchssinn, Tastsinn) diesen ersten Eindruck unterstützen und fördern, damit er umso glaubhafter wird.

Von Raum zu Raum

Ein Haus verfügt über Sheng Qi, wenn die Wege der Menschen darin nicht fluchtenartig und geradlinig verlaufen, sondern die Aufmerksamkeit »in sanften Schwüngen« durch die Räumlichkeiten gelenkt wird. Häuser mit Sheng Qi scheinen zu atmen und zu pulsieren, laden zum Verweilen ein und machen Lust, sie zu erforschen. Lange Flure und Räume (typisches Beispiel: endlose, unpersönliche Hotelflure), die so eingerichtet sind, dass sie nur eine starre Vorwärtsbewegung erlauben, erzeugen dagegen Sha Qi. Wenn Sie solch eine Situation vermeiden beziehungsweise beheben möchten, müssen Sie die Energie von Sha Qi wieder in Schwingung versetzen.

Die wichtigste Form des Qi

Wenn es uns gelingt, die Aufmerksamkeit eines Menschen zu lenken, lenken wir auch den Fluss von Qi. Und da unsere Räume für Menschen gemacht sind, ist das Bewegungs-Qi tatsächlich die wichtigste Form des Qi. Das heißt, Sie können dem optimalen Zustand mit einer geschickten Raumgestaltung und einer interessanten Wegführung zu guter Letzt doch noch sehr nahekommen, auch wenn Ihnen an anderen Stellen aufgrund von vorgegebener Architektur oder fest eingebauten Installationen die Hände gebunden sind. Bedienen Sie sich dazu einiger »Augenfänger« wie Bilder, Blumen, Licht, Dekorationen etc.

Der Eingangsbereich – der wichtigste Raum

Mit Recht kann man den Eingangsbereich als den wichtigsten Raum im Feng Shui betrachten, da er die erste Station auf dem Weg des Qi durch das Haus oder die Wohnung ist. Welche Gegebenheiten auch immer dem Qi hier begegnen – sie prägen die gesamte Qualität des Hauses. Günstig ist es, wenn

- der Eingangsbereich ein Ort der Sammlung ist, an dem man sich willkommen fühlt – dies bewirken Sie z. B. durch ein schönes Blumengesteck oder ein Bild mit einem heiteren Motiv, das den Eintretenden begrüßt;
- der Raum großzügig gestaltet ist und ein kreisförmiges Element aufweist – ein runder Teppich oder eine runde Lampe leistet hier hervorragende Dienste;
- der Eingangsbereich in den Farben Grün und Blau gehalten ist.

Ungünstig ist es, wenn

- der erste Blick auf eine unordentliche Garderobe fällt;
- der Eingangsbereich vollgestellt ist;
- sich unmittelbar gegenüber dem Eingang eine Wand befindet – hängen Sie dort ein Bild auf, das beispielsweise eine stimmungsvolle Landschaft zeigt;
- dem Eingang gegenüber ein Spiegel angebracht ist – verzichten Sie an dieser Stelle möglichst darauf oder hängen Sie ihn so auf, dass er von dem Eintretenden nicht (sofort) wahrgenommen werden kann;
- der erste Blick auf eine Toilettentür fällt – lenken Sie die Aufmerksamkeit des Eintretenden von der Tür weg, indem Sie z. B. den Bereich unmittelbar neben der Tür durch einen geeigneten Dekogegenstand stärken;
- der erste Blick auf eine Treppe fällt, die dem Eintretenden »entgegenkommt« – versuchen Sie, die Treppe durch Pflanzen oder einen Vorhang zu kaschieren.

Das Schlafzimmer – Raum der Ruhe und Erholung

Neben dem Eingangsbereich ist das Schlafzimmer der zweitwichtigste Raum, denn hier verbringen wir gut ein Drittel unseres Lebens. Und da wir auch im Schlaf möglichen ungünstigen Einflüssen ausgesetzt sind, ist es wichtig, hier ebenfalls für das richtige Feng Shui zu sorgen. Günstig ist es, wenn

- das Schlafzimmer, das für vor allem ein Ort der Ruhe und der Erholung sein soll, einen wirklich geschützten Raum darstellt – deshalb sollte es sich, falls irgendwie zu bewerkstelligen, möglichst weit von der Haustür entfernt befinden;
- das Schlafzimmer bezüglich der Himmelsrichtungen die passende Ausrichtung bietet – aufgrund der Lichtverhältnisse sollte es am besten nach Norden, Nordosten oder Osten weisen;
- das Bett so plaziert ist, dass es möglichst weit von der Zimmertür entfernt ist, man von ihm aus aber trotzdem einen guten Blick auf die Tür hat;

- das Schlafzimmer eine angenehme, beruhigende Atmosphäre besitzt – die am besten geeigneten Farben sind warme, helle Erdtöne und Weiß;
- das Schlafzimmer beziehungsweise der Schlafplatz klar von den anderen Bereichen (z. B. dem Arbeitsplatz) getrennt ist.

Ungünstig ist es, wenn

- über dem Bett ein schweres Bild oder ein Regal angebracht ist – sorgen Sie dafür, dass nichts über Ihrem Kopf hängt;
- im Schlafzimmer ein Spiegel angebracht ist, insbesondere dann, wenn Sie vom Bett aus hineinschauen können – nehmen Sie den Spiegel ab, oder verhängen Sie ihn.

Plazieren Sie Ihr Bett niemals so, dass Sie beim Schlafen mit den Füßen zur Tür hinauszeigen. Da Tote mit den Füßen zuerst hinausgetragen werden, weckt dies negative Assoziationen. Wenn Sie Ihr Bett nicht anders positionieren können, errichten Sie eine Barrikade zwischen ihm und der Tür, z. B. mittels einer Truhe oder eines Paravents. Ebenfalls problematisch ist es, wenn sich hinter oder über dem Bett ein Fenster befindet, da Sie dann im Qi-Fluss schlafen. Wenn Sie Ihr Bett nicht an einen günstigeren Ort im Zimmer verrücken können, sollten Sie zumindest einen lichtdichten Vorhang am Fenster anbringen, der eine Art Wand zwischen Ihrem Bett und dem Fenster bildet.
Sorgen Sie zudem dafür, dass Ihr Bett sowohl von links als auch von rechts frei zugänglich ist.

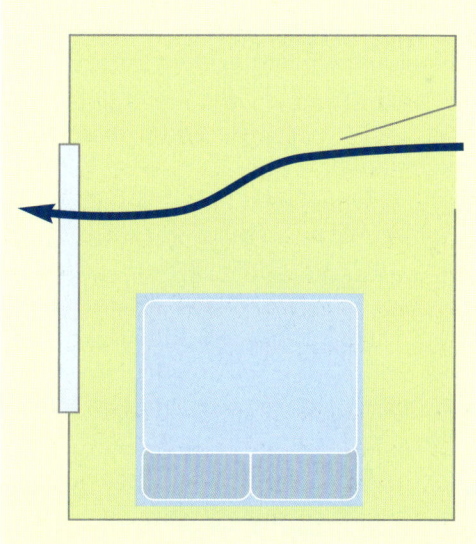

- Schlafen Sie stets so, dass Sie eine Wand hinter Ihrem Kopf haben. Sorgen Sie auch dafür, dass Ihr Bett von links und von rechts immer frei zugänglich ist.

Das Wohnzimmer –
Raum der Entspannung

Das Wohnzimmer erfüllt zumeist zwei Funktionen: Es dient der Entspannung, wenn man nach der Arbeit Zerstreuung sucht, oder der Kommunikation, wenn man sich mit der Familie bzw. Gästen zusammensetzt. Diese beiden Aspekte sollten Sie bei der Gestaltung berücksichtigen. Günstig ist es, wenn

- das Wohnzimmer genügend Raum bietet und trotzdem seiner schützenden Funktion gerecht wird;

- das Wohnzimmer die richtige Aufteilung hat – Pflanzen und raumteilende Elemente wie Regale oder Paravents ermöglichen z. B. eine Gliederung in einen Entspannungs- und einen Kommunikationsbereich;
- das Wohnzimmer die passende Einrichtung besitzt – für den Entspannungsbereich sollten Sie natur- oder erdfarbene Töne, weiche Stoffe und horizontale, niedrige Formen wählen, für den Kommunikationsbereich helle Farben, runde Formen und viele Pflanzen.

Ungünstig ist es, wenn

- das Wohnzimmer sehr große Panoramafenster hat, und deshalb zu wenig Wandfläche aufweist (Wände erfüllen nämlich eine wesentliche Schutzfunktion) – versuchen Sie daher, Panoramafenster mit Jalousien, Pflanzen oder auch Regalen so zu gliedern, dass geschützte Bereiche entstehen.

Die beste Position für Ihre Couchgarnitur ist in aller Regel dort, von wo aus Sie die Eingangstür einsehen können und gleichzeitig die größtmögliche Distanz zu ihr haben. Plazieren Sie also nach Möglichkeit alle Sitzmöbel so, dass jeder von seinem Platz aus eine wirklich gute, annähernd freie Sicht auf das Wohnzimmer hat. Bilden Sie am besten Anordnungen im Halbkreis, in Hufeisen- oder L-Form. So vermeiden Sie eine Konfrontationssituation. Fenster im Rücken sind ebenso ungünstig wie Türen, zumal Sie so im Qi-Fluss sitzen. Behelfen Sie sich in so einem Fall mit einem Paravent, den Sie hinter der Couch aufstellen, oder bringen Sie einen blickdichten Vorhang an. Wenn es sich um ein Fenster zur Terrasse handelt, können Sie dort auch Kübelpflanzen aufstellen, beispielsweise einen Bambus.

---

info | Die Küche als Knotenpunkt der fünf Wandlungsphasen

In der Küche treffen sich alle fünf Wandlungsphasen:
- Holz steht für die noch nicht verarbeiteten Rohstoffe.
- Feuer steht für die Herdstelle.
- Erde steht für die fertigen Mahlzeiten und die Speisekammer.
- Metall steht für Geschirr und Töpfe.
- Wasser steht für das Wasser zum Kochen und Reinigen.

Achten Sie deshalb bei der Gestaltung darauf, möglichst alle Wandlungsphasen zu berücksichtigen: Pflanzen sowie die Farben Grün und Blau für Holz, etwas Rotes für Feuer, einen Steinboden oder Kacheln sowie Erdtöne (z. B. Terrakotta) und Gelb für Erde, weiße Wände und Vorhänge für Metall und schließlich etwas Schwarzes oder Dunkelblaues (z. B. im Dekor des Geschirrs) für Wasser.

Die Küche – Hort des Wohlstands und Glücks

Die Küche gilt in der chinesischen Tradition als Hort des Wohlstands und Glücks. Deshalb sollten Sie bei Ihrer Einrichtung besondere Sorgfalt walten lassen. Günstig ist es, wenn

- Sie vom Kochplatz aus den gesamten Raum überblicken können, doch leider gibt es kaum brauchbare innenarchitektonische Lösungen, die das erlauben – sehr zu empfehlen wäre eine sogenannte Kochinsel.

Ungünstig ist es, wenn

- Sie bei Ihren Tätigkeiten in der Küche eine falsche Position einnehmen müssen, falls Sie also beispielsweise mit dem Rücken zur Tür das Essen zubereiten müssen;
- der Herd (Feuer) direkt neben dem Spülbecken, der Spül- oder der Waschmaschine (Wasser) steht.

Es ist auch in der Küche problematisch, wenn Sie die Tür im Rücken haben. Da es aber oft keine anderen Möglichkeiten gibt, plazieren Sie zum Arbeiten am besten einen Spiegel so, dass eine kleine Bewegung Ihres Kopfes ausreicht, um darin die Tür zu sehen. Zusätzlich könnten Sie an der Tür eine Glocke anbringen, die erklingt, wenn jemand die Küche betritt. Falls sich Herd (Feuer) und Spülstelle bzw. Waschmaschine (Wasser) nebeneinander befinden, sollten Sie zur Überbrückung der Spannung die Wandlungsphase Holz zum Einsatz bringen. Das kann z. B.

durch das Anbringen eines Holzregals, einer Halterung für Holzkochlöffel, eines Blumenbildes etc. geschehen. Auch die Küchenkräuter an dieser Stelle aufzubewahren entspricht dem Element Holz.

Das Arbeitszimmer – Raum der Konzentration

Das in jeder Hinsicht perfekte Arbeitszimmer gibt es leider nicht, da jede Tätigkeit eigene Gestaltungsschwerpunkte verlangt. Dennoch gibt es einige grundsätzliche Regeln, die im Sinne von Feng Shui beachtet werden sollten.

- Für konzentriertes Arbeiten (z. B. für Bürotätigkeiten) sind weiße Wände, Bilder mit Metallrahmen, Schwarz-Weiß-Fotografien, runde Objekte auf dem Schreibtisch (beispielsweise eine Bergkristallkugel) und ein runder Spiegel an der Wand günstig.
- Zum kreativen Arbeiten tragen ein Parkettboden, viele Grünpflanzen, hohe Regale, ein Tisch und Stuhl aus Holz sowie längliche Bilder bei, die höher sind, als sie breit sind.
- Für ein erfolgreiches Lernen sind ein geräumiger Schreibtisch mit einer rechteckigen Platte, ein breites Bild mit einer einladenden Landschaft über dem Arbeitsplatz sowie ein schöner Stein auf dem Tisch empfehlenswert.

Beachten Sie beim Einrichten Ihres Arbeitszimmers und speziell beim Plazieren des Schreibtisches, dass das Sitzen mit dem Rücken zur Tür erfahrungsgemäß schnell zu Konzentrationsschwäche führt.

Problematisch ist es auch, direkt vor einem Fenster zu sitzen. In diesem Fall befindet man sich nämlich direkt im Qi-Fluss. Wesentlich besser ist es, wenn Sie Ihren Schreibtisch so positionieren, dass Sie einerseits einen guten Blick auf den Raum und die Zimmertür sowie andererseits kein Fenster im Rücken haben. Auf diese Weise schaffen Sie eine der allerwichtigsten Voraussetzungen, um immer mit der erforderlichen Ruhe und Konzentration arbeiten zu können.

Es besteht auch die Möglichkeit, den Schreibtisch so zu stellen, dass zwar das Tageslicht durch das Fenster darauffällt, Sie selbst aber nicht unmittelbar vor dem Fenster sitzen. Diese Position hat zwei Vorteile: Sie sorgt für die nötige Helligkeit beim Arbeiten und ist besonders günstig für alle kreativen Tätigkeiten.

Ungünstig ist es, wenn sich der Arbeitsplatz in unmittelbarer Nähe des Schlafplatzes befindet, beispielsweise im Schlafzimmer. Richten Sie Ihren Arbeitsplatz lieber im Wohnzimmer ein, oder suchen Sie einen anderen Ort dafür.

Das Bad und die Toilette – Räume der Reinheit

Obwohl das Badezimmer und die Toilette in der Regel zu den saubersten Räumen im ganzen Haus gehören, empfinden wir sie oftmals als unrein. Das hängt natürlich damit zusammen, dass wir uns an diesen Orten den Resten unserer Verdauung entledigen. Und dennoch sollten wir diese Räume nicht als »schädliche« Orte betrachten. Es ist nämlich eher ihre lieblose Gestaltung, die sie zu regelrechten Qi-Schluckern werden lässt. Hier einige Empfehlungen, wie Sie das ändern können:

- Setzen Sie vermehrt Entsprechungen der Wandlungsphase Holz ein, um den Raum vor einer Überfeuchtung zu schützen. Ein Holzboden, aber auch Badematten aus Holzlatten und natürlich schöne Grünpflanzen erzeugen ein geeignetes Klima.
- Bevorzugen Sie Farben aus dem Grün- und Blauspektrum zusammen mit Weiß und einigen Tupfern Dunkelblau, Grau oder Schwarz.
- Glas als Material betont die Wasserqualität des Raums. Vermeiden Sie Assoziationen zur Wandlungsphase Feuer, z. B. durch zu starke Rottöne.
- Halten Sie den Klosettdeckel stets geschlossen. Man sagt nämlich, dass das Glück spendende Qi durch einen geöffneten WC-Deckel sofort in die Kanalisation entweicht.

tipp

Die richtige WC-Position

Am problematischsten ist es, die richtige Position für das Klosett zu finden. Ungünstig ist es, wenn man es sofort beim Eintreten in das Badezimmer wahrnimmt. Besser ist es, wenn der Blick des Eintretenden zuerst auf etwas fällt, das die Toilette ganz oder zumindest ein wenig verdeckt. Das kann beispielsweise eine Halterung für Handtücher sein.

Der Fall, dass sich Klosett und Tür auf einer Linie befinden, gilt als besonders ungünstig. Da sich jedoch aus bautechnischen Gründen oft nichts dagegen unternehmen lässt, können Sie z. B. große Grünpflanzen als Sichtschutz aufstellen. Vermeiden Sie dabei allerdings spitzblättrige Palmen!

Heilmittel für Ihre vier Wände

Ob Sie nun für mehr Sheng Qi sorgen oder – ganz allgemein ausgedrückt – positives Feng Shui in Ihren vier Wänden erzeugen wollen, Sie werden sich dazu immer bestimmter Gegenstände und Symbole als Heilmittel bedienen. Die folgenden stechen aus der Vielzahl möglicher Heilmittel aufgrund ihrer Eigenschaften besonders hervor.

Heilmittel mit Licht-Qi

Heilmittel mit Licht-Qi sind beispielsweise die geschliffenen Prismen und Kristallfacettenkugeln, die es inzwischen in allen möglichen Größen und Formen zu kaufen gibt. So wie sie das Licht in die Regenbogenfarben brechen, können sie auch eindringendes Sha Qi umwandeln. Am besten werden sie an Fenstern plaziert, um sich vor negativen Einflüssen von außen zu schützen (siehe Seite 54 f.).
Auch Fensterbilder zählen zu den Hilfsmitteln, die mit Licht-Qi arbeiten: Durch die Wahl der Formen, Farben und Motive können zusätzlich schützende Aspekte zur Geltung kommen.

Heilmittel mit Wärme-Qi

Zu dieser Gruppe der Heilmittel zählen Kerzen und Öllämpchen – gewissermaßen die gezähmte Variante des Feuers. Angreifendes Sha Qi wird sinnbildlich in der Flamme verzehrt, gereinigt und in Licht und Wärme umgewandelt. Das Flackern des Feuers erzeugt zusätzlich den Eindruck von Lebendigkeit.
Wählen Sie Kerzen und Ähnliches vor allem gegen Sha Qi, das sich in dunklen Ecken staut. Hängende Öllämpchen können wirkungsvoll eingesetzt werden, um Sha Qi umzuwandeln, das von hervorspringenden Mauerkanten ausgeht.

Heilmittel mit Luft-Qi

Zu den klassischen Luft-Heilmitteln gehören Mobiles, die auch in unserem Kulturkreis eine lange Tradition besitzen. Dadurch, dass sie bereits beim leisesten Lufthauch in Bewegung geraten, zeigen sie selbst den unmerklichsten Qi-Fluss an. Das Mobile verwirbelt angreifendes Sha Qi und kann besonders in Zimmerecken zur Belebung des Feng Shui eingesetzt werden. Durch die Wahl symbolischer Motive (Fische, Vögel, Schiffe etc.) können Sie weitere positive Akzente setzen.
Zu dieser Gruppe der Heilmittel sind auch Klangspiele zu rechnen, denn sie werden ebenfalls durch die Luftströmung zum Klingen gebracht. Klänge können Sha Qi wirksam vertreiben und somit die Atmosphäre läutern. Hängen Sie deshalb Klangspiele am besten vor Fenstern auf oder zwischen zwei aufeinanderfolgenden Türen im Gang. Verwenden Sie vorzugsweise Klangspiele mit metallenen Röhren.

Heilmittel mit Wasser-Qi

Der Zimmerbrunnen ist ein ganz traditionelles Heilmittel, das durch die Kraft des Wasser-Qi aktiviert wird. Vor allem sein Plätschern und Sprudeln reinigt die Atmosphäre eines Raums von negativen Einflüssen. Und ähnlich wie ein Prisma das Licht bricht, wehrt das Glitzern des Wassers angreifendes Sha Qi ab. Durch die besondere Gestaltung des Brunnens (beispielsweise mittels Pflanzen) können Sie ihm einen zusätzlichen positiven Aspekt verleihen. Stellen Sie einen Zimmerbrunnen dort auf, wo kreatives Arbeiten gefordert ist. Auch sogenannte Wassersäulen können hier zum Einsatz kommen.

Heilmittel für Bewegungs-Qi

Der wichtigste Qi-Träger in einem Haus ist der Mensch. Durch sein Hin und Her, sein Ein- und Ausgehen trägt er Qi in das Haus hinein, verteilt es dort und schafft es wieder hinaus. Deshalb ist es so wichtig, dass die Wege der Hausbewohner nicht blockiert werden.

> ▬ Um von dieser Qi-Form profitieren zu können, müssen wir die Bewegungen der Menschen in einem Haus lenken – durch eine sinnvolle Anordnung der Möbel sowie durch das Lenken der Aufmerksamkeit. ▬

Alles, was den Blick eines Menschen anzieht, wird auch Qi in diese Richtung lenken. Dies kann ein schönes Blumengesteck, ein auffälliges Kunstobjekt, eine Lampe, ein buntes Mobile oder ein plätschernder Zimmerbrunnen sein.

Pflanzen

Pflanzen sind ein sehr wichtiges Heilmittel im Feng Shui, denn sie können auf natürliche Art und Weise Sha Qi vertreiben, zerstreuen und in Sheng Qi umwandeln. Besonders geeignet sind kleinblättrige Grünpflanzen wie Efeu, Ampelkraut, Federspargel (Asparagus), Ficus und Tüpfelfarn. Plazieren Sie diese Pflanzen z. B. auf Fensterbänken, so erhalten Sie einen hervorragenden Sichtschutz und zugleich ein wirkungsvolles Verteidigungsmittel gegen Sha Qi.

Vorsicht vor spitzen Blättern!

Aber nicht alle Pflanzen sind als Heilmittel geeignet. Pflanzen mit langen, lanzettförmigen und spitz zulaufenden Blättern erzeugen durch ihre Form selbst Sha Qi. Deshalb sollten Sie diese nur in Räumen aufstellen, die so groß sind, dass niemand unmittelbar von der negativen Wirkung betroffen ist. Keinesfalls sollten Sie Sitz- oder Schlafplätze neben solchen Pflanzen haben! Dazu gehören neben Aloe, Drachenbaum, Grünlilie, Oleander und Zimmerkalla, alle Ananas- und Agavengewächse, viele Palmenarten sowie natürlich die stacheligen Kakteen.

Pflanzen als Qi-Speicher

Pflanzen, die Wasser gut speichern können, wie z. B. alle nicht stacheligen Sukkulentenarten, sind auch hervorragende Qi-Speicher. Plazieren Sie diese an Orten, an denen sich Sheng Qi länger halten und ständig vermehren soll. Hier ist vor allem der Geldbaum, ein Dickblattgewächs, zu erwähnen, der besonders dort aufgestellt werden kann, wo es darum geht, den Wohlstand eines Haushalts zu mehren.

»Spiegel sind das Aspirin des Feng Shui«

Mit dieser Redensart wird oft hervorgehoben, dass Spiegel überall im Haus oder in der Wohnung eingesetzt werden können, wo sich ein Problem mit dem Energiefluss ergibt. Aber ganz so einfach ist es dann doch nicht! Wer schon einmal in einem Spiegelkabinett war, weiß, dass ein Zuviel an Spiegeln eine klare Orientierung verhindert. Der Einsatz von Spiegeln muss daher gezielt und mit Bedacht erfolgen. Spiegel haben im Grunde zwei Wirkungen, die es zu beachten gilt.

Spiegel reflektieren

Aufgrund der Tatsache, dass Spiegel reflektieren, können sie auch angreifendes Sha Qi zurückwerfen oder umlenken. Das Problem dabei ist, dass Sie durch das willkürliche Umlenken der negativen Energie anderen Schaden zufügen können. Aus diesem Grund sollten Sie als Feng-Shui-Anfänger auf den Einsatz von Spiegeln zu diesem Zweck lieber verzichten.

Spiegel verdoppeln

Alles, was im Spiegel sichtbar wird, wirkt gewissermaßen doppelt – das Gute ebenso wie das Schlechte! Es kommt also ganz darauf an, wie Sie den Spiegel plazieren. Beispielsweise können Sie sich eine schöne Aussicht in ein Zimmer »hereinholen«, indem Sie an der Wand gegenüber dem Fenster einen Spiegel anbringen. Achten Sie also darauf, was Sie im Spiegel zu sehen bekommen.

Spiegel vermehren aber auch Qi. Das ist der Grund, warum wir sie nicht im Schlafzimmer aufhängen sollten. Denn dort wollen wir nach Möglichkeit einen ruhigen, weichen Qi-Fluss erzeugen.

Der richtige Einsatz von Spiegeln

tipp

Setzen Sie Spiegel in der Praxis eher sparsam ein, und berücksichtigen Sie darüber hinaus bitte folgende Punkte:
- Spiegel dürfen nicht beschädigt oder trüb und müssen stets sauber sein.
- Verwenden Sie gerahmte Spiegel, damit die scharfen Kanten kein Sha Qi erzeugen.

- Verzichten Sie auf Spiegelkacheln – sie zerstückeln den Anblick des Menschen und damit sein körpereigenes Sheng Qi.
- Die besten Spiegel sind rechteckig oder oval, insbesondere dann, wenn Sie sich selbst darin betrachten möchten (z. B. Garderobenspiegel).

Die gesunde Ernährung

»Du bist, was du isst«, heißt es im Volksmund. Die Feng-Shui-Küche schlägt

darüber hinaus vor: »Du isst, was du bist«, und meint damit, dass unsere Ernährung

auf unseren Typ abgestimmt sein sollte. Nur so können unser Essen und unser

Trinken Grundlage für unser Wohlbefinden und unsere Gesundheit sein.

Eine andere Sicht von Lebensmitteln

Gesunde Ernährung erscheint vielen heute wie eine komplizierte Wissenschaft. Ganz anders die chinesische Ernährungslehre: Sie basiert nicht auf abstraktem Wissen, sondern orientiert sich an dem, was wir über unsere Sinne jederzeit selbst erfahren können: Aussehen, Geschmack, Geruch und Wirkung auf unseren Körper.

Wenn wir in unserer Kultur über gesunde Ernährung sprechen, dann verstehen die meisten Menschen darunter die Orientierung an Kalorien- und Nährwerttabellen oder die Auswahl der Lebensmittel nach ihren Inhaltsstoffen (Fette, Kohlenhydrate, Vitamine und Mineralstoffe).

Hier wird der Unterschied zwischen dem chinesischen und dem westlichen Denken in Fragen der Gesundheit sehr deutlich: Während wir glauben, dass gesunde Ernährung entweder in einem Verzicht auf schädliche Substanzen oder in einer Zufuhr von (vermeintlich) gesunden Stoffen besteht, basiert die Ernährungslehre des Fernen Ostens auf ganz anderen Prinzipien – Prinzipien, die uns angesichts dessen, was wir für gesund halten, oftmals recht merkwürdig erscheinen.

Gesund ist, was Balance schafft

In der chinesischen Ernährungslehre sind im Gegensatz zu unserer nicht die Inhaltsstoffe ausschlaggebend, sondern die Lebensmittel werden nach ihrer Farbe, ihrer Form und vor allen Dingen nach ihrem Geschmack beurteilt. Die Entsprechungslehre der fünf Elemente bildet dabei den Schlüssel. Aus Sicht der Feng-Shui-Küche ist nicht die Ernährung gesund, die spezielle Inhaltsstoffe bevorzugt, sondern die, welche die innere Mitte des Menschen stärkt, das heißt ein Zuviel oder Zuwenig in unserem Leben ausgleicht. So gesehen gibt es keine schädlichen Lebensmittel im herkömmlichen Sinne, sondern lediglich solche, die das energetische Gleichgewicht des Menschen ungünstig beeinflussen.

Ziel einer gesunden Ernährung ist demnach nicht das Vermeiden von Schadstoffen, sondern das Herstellen der optimalen Balance – und zwar je nach äußeren Umständen immer wieder auf eine andere Art. Hier spielt die Jahreszeitenküche (siehe Seite 120 ff.) eine ganz besondere Rolle, denn genau wie sich die Natur über das Jahr verändert, so verändern sich auch die Bedürfnisse des Menschen und damit die Anforderungen an die Feng-Shui-Küche.

Jing – die Essenz des Lebens

Während wir im Feng Shui in der Regel nur mit Qi zu tun haben – der universellen Kraft, die alles Leben ermöglicht –, spielt in der Ernährung ein zweites Konzept eine besondere Rolle: Jing. Jing ist durchaus mit Qi vergleichbar, nur ist es wesentlich konzentrierter und fließt langsamer, weswegen es auch schlicht die »Essenz« genannt wird.

_ Das Jing bestimmt die grundlegende Konstitution eines Menschen. Dabei ist es so individuell wie die genetische Veranlagung. _

Und es gibt noch weitere Unterschiede: Qi ist flüchtig und schnell, Jing eher flüssig und substanziell. Während Qi sich durch unseren Atem und durch unsere Ernährung immer wieder erneuert, und uns somit gewissermaßen unbegrenzt zur Verfügung steht, wenn wir es brauchen, ist Jing etwas, mit dem wir geboren werden und das sich über unsere Lebensspanne hinweg ver

braucht. Während Qi für alle Bewegungen zuständig ist, sorgt Jing für die langsameren Veränderungsprozesse in unserem Körper, die das Wachstum und auch den Verfall unseres Organismus steuern.

Der richtige Umgang mit Jing

Unsere Lebenserwartung und unsere Lebensqualität werden durch Jing bestimmt. Deshalb ist es wichtig, sein Jing zu pflegen und schonend mit ihm umzugehen. Hier spielt die Ernährung eine zentrale Rolle: Da wir durch die Nahrung in einem begrenzten Umfang Essenz aufbauen können, sparen wir mit einer gesunden Ernährung das Jing, das wir bei der Geburt mitbekommen haben. Insofern ist eine Fastenkur aus Sicht der chinesischen Ernährungslehre problematisch, weil wir ohne Nahrungsaufnahme auf die Jing-Reserven unseres Körpers zurückgreifen müssen und diese schneller verbrauchen. Auch exzessiver Sport und extreme körperliche Anstrengung greifen Jing an und erschöpfen es.

Vermeiden Sie Extreme

Es gilt der Grundsatz, der sich wie ein roter Faden durch das gesamte chinesische Denken zieht: alle Extreme vermeiden und die Kräfte in ihrer Mitte ausbalancieren. Jing zu schonen bedeutet, sein Leben mit Genuss zu gestalten, regelmäßig zu essen und ausreichend Ruhephasen einzulegen. Diese Lebensweise beschert Ihnen ein hohes Alter und anhaltende Gesundheit.

Der dreifache Erwärmer – Motor des Stoffwechsels

Alle Prozesse in unserem Körper, ob die Bewegung unserer Muskeln oder die Funktionen der inneren Organe, benötigen Energie und die muss unser Organismus ununterbrochen produzieren. Nach der Vorstellung der chinesischen Ernährungslehre sorgt der sogenannte »dreifache Erwärmer« dafür, dass uns das Qi nicht ausgeht. Er verbrennt unsere Nahrung und wandelt unsere Atmung um, damit wir Kraft zum Leben haben.

Man könnte sagen, der dreifache Erwärmer ist so etwas wie der Motor des Stoffwechsels. Doch wer sich nach einem konkreten Organ umsieht, der wird nicht fündig werden. Es handelt sich dabei um einen nichtstofflichen Aspekt des Organismus und nicht um ein anatomisches Gebilde. In der Tradition der westlichen Medizin würden wir seine Funktionen auf verschiedene Organe verteilen, z. B. den Magen, die Nieren und die Bauchspeicheldrüse. Im dreifachen Erwärmer werden also mehrere lebenswichtige Funktionen zu einem einzigen, komplexen Prinzip zusammengefasst.

Die Bestandteile des dreifachen Erwärmers

Der Dreifache Erwärmer besteht aus einem oberen Erwärmer, dessen Funktion dem des Herzens und der Lunge entspricht, dem besonders wichtigen mittleren Erwärmer mit den Funktionen von Milz, Bauchspeicheldrüse und Magen sowie dem unteren Erwärmer, der die Funktionen der Niere ausübt.

Nach der chinesischen Ernährungslehre ist alles gesund, was das Verdauungsfeuer des mittleren Erwärmers aufrechterhält und nährt, während alles, was ihn zu sehr anheizt oder ihm sein Feuer nimmt, als die Gesundheit schädigend verstanden wird. Wie in der gesamten chinesischen Philosophie kommt es auf das rechte Maß an.

tipp

Bio ist die bessere Wahl

Die Qualität unserer Nahrung ist ausschlaggebend dafür, wie gut sie geeignet ist, unseren Jing-Vorrat aufzufüllen. Dabei gilt: je naturnäher, desto besser. Dementsprechend sind Bioprodukte und solche, die nicht durch lange Transportwege einen Großteil ihrer Energie bereits verloren haben, vorzuziehen. Schon aus diesem Grund sind exotische Lebensmittel immer nur die zweite Wahl gegenüber Produkten aus der Region, die noch einen anderen Vorteil bieten: Da sie nur saisonbedingt angeboten werden, bringen sie uns wieder in Berührung mit den Jahreszeiten, dem übergeordneten Rhythmus in der Natur.

Allgemeine Ernährungsregeln

Neben den bereits erwähnten Kriterien Frische, Regionalität und Saison gelten auch folgende wichtige Regeln.

Zwischen den Mahlzeiten ausreichend Pausen

Ist der mittlere Erwärmer einmal in Gang gekommen, sollte er auch in Ruhe arbeiten können. Durch ständige weitere Nahrungszufuhr, durch Naschen und Gelegenheitsessen wird der Vorgang jedoch immer wieder angefeuert, ohne dass die Prozesse wirklich zu einem Ende gelangen. Daher sollten zwischen den Mahlzeiten wenigstens drei bis vier Stunden liegen. Optimal sind feste Essenszeiten. So kann sich Ihr Körper an eine regelmäßige Verdauung gewöhnen.

In der Regel reichen drei nährende Mahlzeiten am Tag aus, um ein kontinuierliches Sättigungsgefühl zu erzielen. Wer regelmäßig isst, hat weniger Appetit auf Snacks »zwischendurch«, und auch der Heißhunger auf Süßes verschwindet. Im Gegensatz dazu bringt zu spätes und zu üppiges Essen den Stoffwechsel durcheinander und schwächt den mittleren Erwärmer. Das Gleiche gilt für zu fettiges Essen sowie ein Übermaß an Zucker und Fleisch.

Wenig Rohkost und kalte Speisen

Rohes Gemüse und rohes Obst gelten als kalt – und daher muss mehr Hitze im mittleren Erwärmer zur Verfügung gestellt werden, um aus diesen Nahrungsmitteln Energie zu gewinnen. Deshalb sollten Sie auf einen übermäßigen Verzehr von Rohkost verzichten. Das Gleiche gilt für kalte Speisen. Wer über einen längeren Zeitraum nur kalt isst, erschöpft das Milz-Qi, was zu Ermüdungserscheinungen und Verdauungsproblemen führen kann. Auch für die Ausscheidung steht dann zu wenig Energie zur Verfügung. Die Folge: Schlacken bleiben im Körper, und wir legen an Gewicht zu.

Viel knackig gekochtes Gemüse

Durch das kurze Erhitzen von Gemüse nehmen wir dem mittleren Erwärmer viel Arbeit ab und schonen unsere Energiereserven. Zudem schließen Dünsten und Kochen viele wichtige Vitamine erst auf und machen sie leichter für unseren Körper verwertbar.

> Auch wenn durch den Vorgang des Erhitzens einige Vitamine verloren gehen, können die übrig gebliebenen umso besser von unserem Organismus aufgenommen werden.

Wichtig ist es, kurz und schonend zu garen. Auch Obst sollte bevorzugt gegessen werden, wenn es wirklich süß, weich und reif ist. Wenn dies nicht möglich ist, ist es besser, Obst zu Kompott zu kochen. Dadurch wird es ebenfalls leichter verdaulich.

Reis statt Brot

Die typische »Stulle« als Mahlzeit ist aus Sicht der chinesischen Ernährungslehre eher ungünstig für die Verdauungsorgane. Stattdessen sollten Sie viel Gekochtes zu sich nehmen, vor allem Getreide – viel Reis und wenig Weizen.

Im Gegensatz zur unserer landläufigen Meinung gelten Vollkornprodukte und Getreideflocken als schwer verdaulich und rauben daher dem mittleren Erwärmer unnötig Energie. Dementsprechend reagieren viele Menschen auf den Verzehr von Vollkornprodukten mit Blähungen und Völlegefühl. In China selbst wird der weiße, geschälte Reis bevorzugt, die Vollkornvariante dagegen verschmäht.

Wenige Milchprodukte

Auch Milchprodukte, vor allen Dingen gesüßte Sauermilchprodukte wie Früchtejoghurt, Früchtequark, Buttermilchgetränke etc. versetzen den Körper mit Feuchtigkeit und erschweren dem mittleren Erwärmer die Arbeit.

Regelmäßig Fleisch

Fleisch besitzt auch nach der chinesischen Ernährungslehre ein hohes Energiepotenzial und ist daher gut geeignet, dem gesamten Verdauungsprozess Kraft zu geben. Entscheidend ist dabei die Menge: Etwa 100 Gramm pro Tag sind völlig ausreichend. Wer fleischlos leben möchte oder muss, der kann auf Hülsenfrüchte und Sojaprodukte, z. B. Tofu, ausweichen. Tofu ist nicht nur sehr nahrhaft, reich an Mineralstoffen und hochwertigem Eiweiß, sondern wird vom Körper auch leicht verdaut.

Trinken – am besten warm

Es ist kein Geheimnis, dass eine ausreichende Flüssigkeitszufuhr einen großen Teil zu unserem Wohlbefinden und damit auch zu unserer Gesundheit beiträgt. Es dürfte aber auch klar sein, dass eisgekühlte Getränke alles andere als vorteilhaft für Ihren Organismus sind: Fast schockartig kühlen sie den Körper ab und bringen die Arbeit des mittleren Erwärmers zum Erliegen. Besser ist es, warme Getränke zu sich zu nehmen, wie Kräutertee oder einfach gewärmtes Wasser.

tipp

Die Kraftsuppe als Kraftspender

Eine richtige Kraftsuppe, wie sie unsere Großeltern noch zuzubereiten wussten, hat den Kochtopf mehrere Stunden von innen gesehen. Auch die Chinesen schätzen Suppen, die sehr lange vor sich hin gekocht haben, weil sich dadurch die Hitze und damit die Energie in der Speise ansammeln. Sie dienen in diesem Sinne auch als probates Mittel gegen Schwächezustände aller Art, gegen Müdigkeit und Erschöpfung – ganz wie die berühmte Hühnersuppe, mit der kranke Menschen bei uns auch heute noch gern aufgepäppelt werden.

Einfach schmeckt besser

Viele Menschen denken, richtig kochen könne man nur mit großem Aufwand – und setzen daher lieber auf Fertiggerichte und Fast Food, anstatt sich selbst an den Herd zu stellen. Doch das ist ein Irrtum! Für ein schmackhaftes, gutes Essen benötigen Sie nur wenige Zutaten. Diese sollten dafür aber von bester Qualität sein.

Nehmen Sie sich für Ihr Essen ausreichend Zeit und genießen Sie es. Nur so kann es seine wohltuende Wirkung auf Ihren Organismus voll entfalten.

> Lassen Sie sich vor allen Dingen nicht von anderen die Freude an Ihren neuen Essgewohnheiten madig machen, sondern spüren Sie bei jedem Bissen, wie Ihre Kraft und Ihre Energie zunehmen.

Achten Sie auch darauf, unter welchen Bedingungen Sie essen – die Aufmerksamkeit sollte ganz auf die Nahrungsaufnahme konzentriert sein. Beim Essen fernzusehen, Zeitung zu lesen oder Diskussionen zu führen macht selbst das leichteste Essen unbekömmlich.

Lebensmittel – von kalt bis heiß

Vermutlich ist Ihnen schon einmal aufgefallen, dass Ihnen bestimmte Lebensmittel innerlich Wärme geben, wie beispielsweise das Glas Rotwein, aber auch eine Chilischote oder eine Portion Lammragout. Andere Speisen hingegen wirken eher erfrischend und kühlend, z. B. Melonen,

Blattsalate, Gurken oder ein Becher Joghurt. In der chinesischen Küche werden die Lebensmittel nicht nur nach den fünf Elementen eingeteilt – dazu später mehr (siehe Seite 74 ff.) –, sondern auch nach ihrer sogenannten »thermischen Wirkung«. Dabei werden folgende Kategorien unterschieden:

Kalt – vertreibt heiß

Zu den kalten Lebensmitteln gehören neben Tomaten, Gurken und Melonen vor allem auch Südfrüchte, die aus sehr heißen Regionen stammen (z. B. Ananas, Papayas). Der dortigen Bevölkerung dienen sie zur Kühlung und gleichen so das heiße Klima aus.

Da sie den Körper stark abkühlen, sollten sie in unseren Breitengraden nur in geringen Mengen verzehrt werden und dann hauptsächlich in der heißen Jahreszeit. Wer leicht friert, also eher zu den »verfrorenen« Menschen gehört, sollte besser ganz auf diese Lebensmittel verzichten.

Erfrischend – spendet Feuchtigkeit

Diese Lebensmittel können wir das ganze Jahr über genießen. Sie bilden Feuchtigkeit in unserem Körper und halten so das Blut und andere Körpersäfte im Fluss. Während wir sie in den heißen Monaten gut dazu verwenden können, den durch das vermehrte Schwitzen bedingten Flüssigkeitsverlust auszugleichen, sollten wir sie in der kalten Jahreszeit vornehmlich gegart zu uns nehmen. Zu den erfrischenden Lebensmitteln gehören Milchprodukte, zahlreiche Gemüsesorten sowie Früchte und Salate.

Neutral – gibt Harmonie

Den größten Teil unserer Ernährung sollten wir aus dieser Gruppe von Lebensmitteln bestreiten. Dazu gehören Wurzelgemüse, Pilze, Nüsse und diverse Getreidesorten. Sie wirken ausgleichend und stabilisieren das Qi.

Warm – dynamisiert

Nach dem Verzehr dieser Lebensmittel fühlen wir uns in der Regel innerlich leicht erwärmt. Bringen Sie sie am besten in den kälteren Monaten und in Kombination mit den neutralen Lebensmitteln auf den Tisch. Zu den warmen Lebensmitteln gehören fast alle Kräuter – ob frisch oder getrocknet –, Gewürze, Trockenfrüchte sowie Zwiebeln und Lauch.

Heiß – vertreibt kalt

Wie die kalten Lebensmittel sollten auch die heißen nur in geringen Mengen gegessen werden, denn sie lösen schnell innere Hitze aus. Zu ihnen gehören scharfe Gewürze, Zimt, Alkohol, Lamm und gegrilltes Fleisch.

> Die thermische Wirkung eines Lebensmittels wird durch das Kochen verändert. Eine Tomate, die Sie zu Tomatensoße verkochen, büßt an kühlender Wirkung ein.

Zusammenfassend lässt sich sagen: Den größten Teil unserer Ernährung sollten Sie mit Lebensmitteln bestreiten, die sich zwischen erfrischend und warm bewegen. Lebensmittel aus den Bereichen heiß und kalt sollten Sie hingegen eher meiden und im Sinne eines Genussmittels verstehen.

Die fünf Geschmäcke

Wie Sie bereits aus dem Kapitel über die fünf Elemente wissen, entspricht jedem der Elemente auch eine Geschmacksrichtung. In der chinesischen Ernährungslehre zeigt der Geschmack eines Lebensmittels an, auf welche Weise es im Körper wirkt und vor allen Dingen auf welche Organe. So werden Lebensmittel zu Heilmitteln. Dabei gilt die Regel, dass der Geschmack, der einer Wandlungsphase zugeordnet wird, in die entgegengesetzte Richtung der ursprünglichen Entfaltung des Elements wirkt: Holz, das nach oben und nach außen strebt, wird mit dem Sauren in Verbindung gebracht, das sich zusammenzieht und bewahrt – die perfekte Balance.

Wer beispielsweise ein starkes Verlangen nach Saurem hat, kann dies als einen Hinweis darauf sehen, dass seine Leber und die Galle aus der Balance geraten sind. Wichtig ist es aber, zu verstehen, dass dieser vorübergehende Zustand, in dem unser Körper nach einer bestimmten Geschmacksrichtung verlangt, der Versuch ist, etwas wieder ins Gleichgewicht zu bringen – eben eine temporäre Angelegenheit. Wirklich gesunde, das Jing stärkende Ernährung enthält stets alle fünf Geschmäcker, wenn auch in unterschiedlicher Zusammensetzung und Gewichtung je nach Jahreszeit und natürlich auch nach persönlicher Konstitution.

Hier noch einmal ein Überblick über die fünf Geschmacksrichtungen:

Holz = sauer

Der saure Geschmack wird dem Element Holz und den Organen Leber und Gallenblase zugeordnet. Sauer leitet nach unten und nach innen, das heißt, es wirkt zusammenziehend und hält zusammen. Aus diesem Grund sind saure Lebensmittel wie Kiwi, Orangen, Zitronen und Joghurt aus Sicht der chinesischen Ernährungslehre nicht, wie in manchen Diätbüchern zu lesen, geeignet, um Übergewicht abzubauen, denn sauer hält fest! Um abzunehmen, sollte man sich auf das Gegenteil besinnen, auf das Loslassen – welches dem Element Metall zugeordnet wird.

Warum aber ist das Zusammenziehende des Sauren für die Leber und die Gallenblase günstig? Erinnern Sie sich: Das Element Holz ist für Wachstum zuständig und steht für Ausdehnung. Dementsprechend wirkt Saures ausgleichend bei einem Übermaß an Holz. Für eine angegriffene Leber ist also Mildgesäuertes wie Kompott aus sauren Früchten, Hagebuttentee oder Dickmilch günstig. Allzu Saures hingegen wie z. B. Essig oder Orangensaft kann so stark zusammenziehend wirken, dass eine Stagnation der Energie möglich ist. Neben dem typisch Sauren gehört auch alles Saftige, Knackige und Holzige dem Element Holz an.

Feuer = bitter

Die Geschmacksrichtung »bitter« gehört wohl zu den am wenigsten beliebten, obwohl sie eine wichtige Rolle im gesamten Ernährungszyklus spielt. Genau wie das Feuer entzieht sie Wasser und trocknet aus. Zugleich regt sie die Transformation an und leitet aus, und zwar nach unten (bestes Beispiel: Kaffee). Ihr werden Herz und Dünndarm zugeordnet. Alles Bittere unterstützt daher die Ausscheidung und damit die Befreiung von Schlacken und Giftstoffen. Es reinigt den Körper und verhindert eine Überfeuchtung. Diese trockene Wärme ist wichtig für den bereits bekannten mittleren Erwärmer.

Erde = süß

Der süße Geschmack gehört dem Erde-Element an und wird der Milz und dem Magen zugeordnet. Alles, was süß ist, baut Qi auf und ist besonders dazu geeignet, zu nähren und zu sättigen. Das Süße sorgt für eine harmonisierende Grundlage in allen Mahlzeiten und ist deshalb der wichtigste Bestandteil, um den sich alle anderen Geschmäcke anordnen sollten.

Bitter ist nicht gleich bitter

tipp

Es ist jedoch wichtig, zwischen natürlichen Bitterstoffen zu unterscheiden und solchen, die künstlich entstehen, z. B. durch Fermentieren, Rösten oder Gären. Künstliche Bitterstoffe trocknen zu stark aus und schädigen auf Dauer den Flüssigkeitshaushalt des Körpers. Aus diesem Grund ist es ratsam, Kaffee, Schwarztee, Kakao, aber auch Getreidekaffe und Rotwein nur in Maßen zu genießen.

Nicht Zucker, sondern Kohlenhydrate

Wenn wir von Süßem sprechen, denken wir in aller Regel sofort an Süßigkeiten, die viel Zucker enthalten. Doch in der chinesischen Ernährungslehre ist etwas anderes darunter zu verstehen, nämlich Lebensmittel, die Kohlenhydrate enthalten sowie reich an Eiweiß und Fett sind. Wir würden sie als Grundnahrungsmittel bezeichnen. Doch auch hier ist Vorsicht geboten: Während alles mild Süße Qi aufbaut und ins Gleichgewicht bringt, schadet zu Süßes der Milz und erhöht die Feuchtigkeit im Körper übermäßig.

Erdige Nahrungsmittel liegen schnell wie Blei im Magen, weil sie im Gegensatz zu den anderen Elementen keine bestimmte Ausrichtung aufweisen. Daher ist es wichtig, sie zu würzen und mit anderen Lebensmitteln zu kombinieren.

Metall = scharf

Alles Scharfe wird dem Metall-Element zugeordnet, und dieses ist wiederum zuständig für Lungen und Dickdarm. Es zieht Qi nach oben und gibt es an die Umwelt ab. Scharfes befreit und löst Stagnation auf.

> Das Scharfe bringt die Energie nach oben – das bezieht sich auch auf die Stimmung: Ein scharfes Essen hebt das Gemüt besser als jede Tafel Schokolade.

Ob eine Prise Pfeffer oder aromatische Zwiebeln: Scharfe Lebensmittel und Gewürze geben unseren Speisen erst das gewisse Etwas und machen sie besonders bekömmlich.

Doch wie bei allem ist es auch hier eine Frage der richtigen Dosierung. Achten Sie darauf, dass Sie nicht zu viel Scharfes zu sich nehmen. Denn sonst wirkt es zerstreuend auf das Qi und damit kontraproduktiv.

Wasser = salzig

Das Element Wasser beherrscht alles Salzige und ist den Organen Niere und Blase zugeordnet. Seiner Qualität nach wirkt es nach innen und kann in kleinen Mengen aufweichend, in großen Mengen aber austrocknend wirken.

Salzig bedeutet in diesem Zusammenhang nicht so sehr, dass die Speisen nach Salz schmecken, sondern eher, dass sie reich an Mineralien sind. Auch alles, was aus dem Meer zu uns auf den Tisch kommt, gilt als »salzig«, z. B. Algen und Fische.

Kleine Feng-Shui-Lebensmittelkunde

Die nachfolgenden Listen sollen Ihnen eine erste Orientierung darüber geben, wie Nahrung nach der chinesischen Ernährungstradition klassifiziert wird – und zwar sowohl nach der thermischen Wirkung als auch nach den Elementen.

Achten Sie darauf, dass Ihre täglichen Mahlzeiten ausgewogen sind und sich alle thermischen Wirkungsgrade sowie alle Wandlungsphasen in der Zusammenstellung der Zutaten wiederfinden. Sie können dabei je nach Jahreszeit unterschiedliche Akzente setzen.

Lebensmittel, die dem Element Holz zugeordnet werden

	heiß	warm	neutral	erfrischend	kalt
Gemüse				Sauerkraut	Tomate
Obst		Granatäpfel, Pflaumen	Brombeeren, Himbeeren	saure Äpfel, Mandarinen, Orangen, Erdbeeren, Heidelbeeren, Johannisbeeren, Sauerkirschen	Ananas, Kiwis, Rhabarber, Zitronen
Getreide		Grünkern	Bulgur, Couscous, Dinkel	Weizen	Kleie
Kräuter/ Gewürze		Essig, Petersilie			
Fleisch		Huhn		Ente	
Milchprodukte				Dickmilch, Frischkäse, Quark, Sauerrahm	Joghurt
Getränke		Kirschsaft	Hagebuttentee		
Sonstiges			Hefe		

Lebensmittel, die dem Element Feuer zugeordnet werden

	heiß	warm	neutral	erfrischend	kalt
Gemüse		Rosenkohl	Feldsalat, Rote Bete	Artischocken, Chicorée, Kopfsalat, Pastinaken, Rucola	Eisberg-salat
Obst				Holunder-beeren, Grapefruits, Quitten	
Getreide			Amaranth, Roggen	Buchweizen	
Kräuter/ Gewürze		Basilikum, Beifuß, Bohnenkraut, Kakao, Mohn, Paprika, Rosmarin, Thymian		Salbei	
Fleisch	Lamm, Ziege				
Milch-produkte		Schafskäse, Ziegenkäse			
Getränke	Bitterlikör	Kaffee, Rotwein	Schwarztee	Altbier, Pils, Grüntee, hei-ßes Wasser	
Sonstiges	alles Gegrillte				

Lebensmittel, die dem Element Erde zugeordnet werden

	heiß	warm	neutral	erfrischend	kalt
Gemüse		Fenchel, gebratene Zwiebeln	grüne Bohnen, frische Erbsen, Karotten, Kartoffeln, Kohlrabi, Rotkohl, Weißkohl, Wirsing	Auberginen, Blumenkohl, Brokkoli, Mangold, Paprika, Sellerie, Spargel, Spinat, Zucchini	Gurken
Obst		Aprikosen, Pfirsiche, Rosinen, Süßkirschen			Honigmelonen, Mangos, Papayas, Wassermelonen
Getreide		Süßreis	Hirse, Mais	Gerste	
Kräuter/ Gewürze		Anis	Safran, Vanille	Estragon	
Fleisch			Kalb, Rind		
Milchprodukte			Butter, Käse, Kuhmilch	süße Sahne	
Getränke		Likör, Fencheltee	Malzbier, Traubensaft	Apfelsaft, Birnensaft	
Sonstiges		Erdnüsse, Kokos, Leinsamen, Walnüsse; Rapsöl, Sojaöl	Haselnüsse, Mandeln, Sesam; Austernpilze, Shiitakepilze, Waldpilze; Eier; Honig, Vollrohrzucker	Cashews; Tofu, Sojamilch; Champignons; Olivenöl, Sesamöl, Sonnenblumenöl	Fabrikzucker

Lebensmittel, die dem Element Metall zugeordnet werden

	heiß	warm	neutral	erfrischend	kalt
Gemüse		Zwiebel, Lauch, Meerrettich	schwarzer Rettich	Kresse, Radieschen, weißer Rettich	
Obst					
Getreide		Hafer	Reis		
Kräuter/ Gewürze	Pfeffer, Chili, Curry, Knoblauch	Dill, Ingwer, Kardamom, Kümmel, Lorbeer, Majoran, Nelke, Schnittlauch, Senf, Zimt		Minze	
Fleisch	Hirsch	Fasan, Reh, Wildschwein	Gans, Pute	Kaninchen	
Milchprodukte	Schimmelkäse	Harzer Käse Reiswein			
Getränke	Yogitee			Pfefferminztee	
Sonstiges	Alkohol				

Lebensmittel, die dem Element Wasser zugeordnet werden

	heiß	warm	neutral	erfrischend	kalt
Gemüse Obst					Algen
Hülsen- früchte		Azukibohnen, Erbsen, Linsen, Sojabohnen, Saubohnen	Kichererbsen, Mungbohnen	Austern, Tintenfisch	
Kräuter/ Gewürze					Salz, Sojasauce
Fleisch/ Fisch		Aal, Garnelen, Hummer, Kabeljau, Langusten, Sardelle, Scholle, Shrimps, Thunfisch; Salami, Schinken	Barsch, Forelle, Butt, Karpfen, Lachs		Kaviar, Krabben, Krebse, Mies- muscheln
Milch- produkte					
Getränke				Mineralwas- ser, kaltes Wasser	
Sonstiges		Miso	Oliven		Agar-Agar

81

Die richtige Ernährung – darauf kommt es an

Aber wie sieht nun die richtige Ernährung aus? Eine schwierige Frage, denn abgesehen von den bereits vorgestellten, auf der chinesischen Tradition basierenden allgemeinen Regeln gibt es keine weiteren pauschalen Empfehlungen. Jeder Mensch ist anders und braucht deshalb eine andere Nahrung. Und nicht nur das, auch die Welt, in der er sich befindet, wandelt sich ununterbrochen und mit ihr wandeln sich die Bedürfnisse, die seine Ernährung befriedigen soll. Deshalb gilt es mindestens zwei Kriterien zu berücksichtigen, wenn Sie Ihre Ernährung auf Ihre individuellen Bedürfnisse abstimmen wollen: Ihren Persönlichkeitstyp und Ihr gegenwärtiges gesundheitliches Befinden.

Die Persönlichkeit des Menschen

Unter der Persönlichkeit ist das zu verstehen, was wir als Grundprägung ins Leben mitgebracht haben. In der Tradition des Feng Shui wird dies über die Zugehörigkeit des Element-Typs ausgedrückt – je nachdem, welchem Element-Typ Sie angehören, brauchen Sie eine andere Ernährungsweise. Das bedeutet nicht, dass Sie als Holz-Typ nur Lebensmittel zu sich nehmen sollen, die Ihrem Element entsprechen, ganz im Gegenteil!
Sie sollten sich jedoch bewusst machen, dass Sie als Holz-Typ anders auf bestimmte Lebensmittel reagieren als ein Feuer- oder Erde-Typ und dass Ihnen andere Lebensmittel helfen, wieder ein gesundes Gleichgewicht herzustellen.

Das aktuelle Befinden

Natürlich spielt es bei der richtigen Ernährung auch eine Rolle, wie Sie sich gerade gesundheitlich fühlen. Sind Sie krank, müssen Sie Ihre Ernährung darauf ausrichten, wieder ins Gleichgewicht zu kommen, während Sie als gesunder Mensch eher darauf achten, gesund zu bleiben.

Du isst, was du bist – Ernährung für jeden Typ

Da jeder Element-Typ ein anderes Verhältnis zur Nahrungsaufnahme hat, könnte man meinen, dass wir ein instinktives Gespür dafür entwickeln würden, was für uns in Sachen Ernährung gut ist und was nicht. Doch leider können wir uns darauf nicht verlassen.

> Die Erfahrung lehrt, dass Menschen sich aus Unwissenheit, aber auch aus Bequemlichkeit sehr schnell schlechte Essgewohnheiten aneignen.

Auf unseren Element-Typ bezogen kann man sagen, dass wir dazu neigen, die typischen Tendenzen unseres Elements durch unsere Ernährungsweise sogar noch zu verstärken: Holz-Typen bevorzugen oft Holz-Lebensmittel, Feuer-Typen besonders feurige und so weiter. Wenn wir dieser Übertreibung nicht bewusst entgegenwirken, kommt es schnell zu Disharmonien in unserem Körper.

Die nachfolgende Aufstellung nimmt daher die typischen Ernährungsweisen jedes Element-Typs unter die Lupe und weist auf Risiken hin, die sich aus einer zu starken Betonung des jeweiligen Elements ergeben. Zugleich erhalten Sie Empfehlungen, die Ihr Bewusstsein für die Notwendigkeit eines Ausgleichs schärfen sollen.

Holz-Typ

Wenn bei Ihnen Holz das dominierende Element ist, kennen Sie das vielleicht: Sie haben so viel um die Ohren, dass Sie immer wieder vergessen, sich um Ihre Ernährung zu kümmern. Viele Holz-Typen essen, wenn es Ihnen gerade einfällt, und dann meistens im Vorübergehen, noch schnell vor einem Termin oder schlicht gar nicht. Sie nehmen sich für alles und jeden Zeit, nur nicht für die grundlegendsten Bedürfnisse Ihres Körpers.

Als Holz-Typ müssen Sie lernen, sich mehr Zeit für die Nahrungsaufnahme zu nehmen. Essen sollte nicht zwischen Tür und Angel stattfinden, sondern ein Fest für die Sinne und eine Wohltat für den Organismus sein. Achten Sie deshalb besonders auf die Atmosphäre: Decken Sie den Tisch schön, zünden Sie ein paar Kerzen an und vor allen Dingen: Nehmen Sie Platz! Für keinen anderen Typ ist es so wichtig wie für Sie, sich zum Essen hinzusetzen und alle Aufmerksamkeit auf den Teller vor sich zu lenken. Das Ganze ist eine Frage der Gewöhnung. Am besten planen Sie Ihre Mahlzeiten wie einen Ihrer Termine, gewissermaßen als eine Verabredung mit sich selbst.

Als Holz-Typ geraten Sie schneller in Stress als andere und merken es noch nicht einmal. Erst wenn Sie gar nicht mehr wissen, wo Ihnen der Kopf steht, haben Sie das Gefühl, dass etwas schiefläuft. Das belastet Ihren Organismus sehr. Vermeiden Sie in solchen Situationen daher alles, was Ihren Körper, insbesondere Ihre Leber zusätzlich belastet: Drogen, Tabak, Alkohol, Koffein und andere Stimulanzien sollten tabu sein, auch wenn es gerade dann schwerfällt. Schränken Sie außerdem Ihren Fettkonsum ein, vor allen Dingen den Konsum von tierischen Fetten. Besonders schlimm ist die Kombination aus Zucker und Fett, welche die Grundlage vieler süßen Backwaren ist. Positiv auf Ihre Verfassung wirken sich Rohkost und das Trinken von reichlich Wasser aus. Die wichtigsten Leitlinien für die Ernährung des Holz-Typs sind:

- Nehmen Sie sich mehr Zeit für das Essen – Fast + Food ist tabu!
- Zelebrieren Sie Ihre Mahlzeiten.
- Achten Sie rechtzeitig auf die Signale Ihres Körpers.
- Vermeiden Sie stimulierende Genussmittel wie Kaffee oder Tee.
- Verzichten Sie auf Softdrinks, und trinken Sie stattdessen lieber frisches Wasser.
- Reduzieren Sie tierische Fette.
- Essen Sie öfters Rohkost.

Feuer-Typ

Als Feuer-Typ, dem die Wärme gewissermaßen angeboren ist, benötigen Sie einen kühlenden Ausgleich. Rohes Obst und Gemüse, aber auch Tofu haben diese erfrischende Wirkung. Lebensmittel, die einen heißen Charakter haben, sollten Sie dagegen mit Vorsicht genießen, denn sie können die innere Hitze noch verstärken, was Gereiztheit und Unausgeglichenheit zur Folge hat. Bittere Nahrungsmittel wirken ebenfalls kühlend und sind daher förderlich. Zu ihnen zählt auch der grüne Tee, den Sie anstelle von Kaffee trinken können, wenn Sie nach einem anregenden Getränk suchen.

Hochkalorische Lebensmittel sind zwar grundsätzlich eher zu vermeiden, doch als Feuer-Typ sollten Sie besonders darauf achten, denn die Zahl der Kalorien zeigt an, wie es um den Brennwert (!) eines Lebensmittels bestellt ist – je mehr Kalorien, umso besser kann es verbrannt werden und desto mehr facht es die Hitze an. Das Gleiche gilt für den Fleischkonsum, ganz besonders dann, wenn Sie gerade unter einem Übermaß an Feuer leiden. Auf der körperlichen Ebene erkennen Sie dies an starkem Schwitzen, einem rötlichen Teint, Hautausschlag, Hitzewallungen und einem schnellen Herzschlag. Sie sind zappelig und übereifrig. Auf der psychischen Ebene fühlen Sie sich ruhelos und leicht manisch, bis hin zum Zusammenbruch. Tatsächlich ist das Ergebnis dieser Übertreibung oft völlige Erschöpfung. Eines aber sollten Sie unbedingt jeden Tag tun: viel Wasser trinken, denn Wasser kontrolliert das Feuer und dämmt so seine Tendenz zu Übertreibungen ein. Das Wichtigste für Sie als Feuer-Typ ist:

- Achten Sie auf ausreichend kühlende Lebensmittel.
- Setzen Sie rote Nahrungsmittel möglichst sparsam ein.
- Achten Sie auf den Brennwert der Nahrung, die Sie zu sich nehmen: Zu viele Kalorien entfachen das Feuer zusätzlich.
- Ersetzen Sie tierische Fette durch pflanzliche wie z. B. Olivenöl.
- Mäßigen Sie Ihren Fleischkonsum sowie den Konsum anderer tierischer Nahrungsmittel wie Milchprodukte und Eier.
- Trinken Sie reichlich Wasser.

tipp

Ein wenig Feuer für den Erde-Typ

Würzen Sie öfters einmal scharf, und verwenden Sie hin und wieder Lebensmittel von warmer bis heißer thermischer Qualität. Das stimuliert die Verdauung und regt die Verbrennung von Kalorien an. Ganz wichtig für Sie aber ist: Gönnen Sie sich hin und wieder etwas Gutes! Dann verfolgt Sie das Gefühl, nicht genug zu bekommen, nicht ununterbrochen.

Erde-Typ

Der Erde-Typ gilt als ruhig, stabil und mitfühlend. Doch gerade Letzteres wird Ihnen oft zum Verhängnis, nämlich immer dann, wenn Sie beginnen, sich mehr um andere als um sich selbst zu kümmern. Sie verlieren Ihre innere Mitte und leben nur noch durch und für andere. Ihre Verlustängste nehmen überhand, Sie können das Alleinsein nicht mehr ertragen und kompensieren das Gefühl der Einsamkeit nicht selten durch Essen. Dann stopfen Sie bevorzugt das in sich hinein, was der Süße des Elements Erde entspricht: Schokolade, Kuchen, Gebäck. Sie als Erde-Mensch essen gern, und wenn Sie im Einklang mit sich selbst sind, dann zelebrieren Sie jede Mahlzeit und sorgen dafür, dass der Genuss nicht zu kurz kommt. Doch wenn Sie aus dem Gleichgewicht geraten, kann Essen zur Obsession werden. Das Hungergefühl lässt sich nicht mehr befriedigen. Oft wissen Sie dann gar nicht mehr, worauf Sie eigentlich Appetit haben, und beginnen wahllos zu essen. Auf der körperlichen Ebene äußert sich ein solches Ungleichgewicht durch Völlegefühl und häufige Bauchschmerzen sowie Sodbrennen. Auch für den Erde-Typ ist es wichtig, viel Wasser zu sich zu nehmen, denn Wassertrinken dämpft das Hungergefühl. Essen Sie zudem viel frisches Obst, um sich auf gesunde Weise mit Süße zu versorgen. Rohkost sollten Sie dagegen meiden, insbesondere wenn Sie sich gerade nicht im Einklang mit sich selbst befinden, denn sie belastet den Magen und die Verdauung zusätzlich. Dünsten Sie das Gemüse (vor allem Wurzelgemüse sollte auf Ihrem Speiseplan stehen) lieber.

Für Sie als Erde-Typ gelten folgende Empfehlungen ganz besonders:

- Trinken Sie viel, vor allen Dingen temperiertes Wasser – das reduziert die Lust aufs Essen.
- Essen Sie kleine Portionen, und prüfen Sie nach jeder Portion, ob Sie schon satt sind.
- Verzichten Sie ganz auf denaturierte Produkte und Weißmehle. Vollwertkost enthält weniger Kalorien und macht satter.

- Ersetzen Sie Süßigkeiten durch Obst, und essen Sie dieses vorzugsweise als Dessert.
- Lassen Sie zwischen den einzelnen Mahlzeiten Pausen, in denen Sie nichts zu sich nehmen.
- Essen Sie weniger Rohkost und mehr Gedünstetes.
- Verkneifen Sie sich nichts, sondern gönnen Sie sich in regelmäßigen Abständen z. B. etwas Süßes. Zelebrieren Sie den Genuss als etwas Besonderes.

Metall-Typ

Metall-Typen, so sagt man, können Nägel verdauen. Und auch wenn wir Ihnen dringend raten, dies nicht auszuprobieren, illustriert dieser Ausspruch doch sehr anschaulich die Tatsache, dass Sie als Mensch, bei dem Metall als Element dominiert, in der Regel keinerlei Stoffwechselprobleme haben. Oft können Sie so viel und so oft essen, wie Sie wollen, ohne auch nur ein Gramm zuzunehmen. Allerdings machen Sie sich nicht sehr viel aus Essen und können daher den Neid vieler Menschen nicht verstehen. Im Grunde denken Sie kaum an Ihre Ernährung.

Nicht selten jedoch entwickeln gerade Sie besonders hartnäckige Empfindlichkeiten gegen Lebensmittel bis hin zu allergischen Reaktionen. Meist kommen auch noch ein Heuschnupfen sowie anfällige Nasennebenhöhlen dazu. Sind Sie als Metall-Typ aus dem Gleichgewicht geraten, leiden Sie darüber hinaus oft unter einer verspannten Muskulatur. Sie bekommen auch schneller einen steifen Nacken und haben häufiger Probleme mit der Wirbelsäule. Auf psychischer Ebene spiegelt sich dies in der Tendenz, nicht loslassen zu können. Sie werden dann schnell zum Ordnungsfanatiker, neigen zur Selbstgerechtigkeit und sind überempfindlich bei Kritik.

Sie als Metall-Typ sollten folgende Hinweise besonders beachten:

- Essen Sie bewusst, und achten Sie darauf, wie sich der Konsum eines bestimmten Lebensmittels auf Ihr körperliches Empfinden auswirkt.
- Variieren Sie Ihren Speiseplan: Probieren Sie immer wieder etwas Neues, und versuchen Sie, jeden Tag etwas anderes auf den Tisch zu bringen.
- Variieren Sie Zubereitung und Zusammenstellung der Mahlzeiten, wenn sich das Verlangen nach einem bestimmten Nahrungsmittel einstellt.
- Meiden Sie Milchprodukte und ersetzen Sie diese durch Sojaprodukte.
- Verzichten Sie auf Fettiges und sehr stark Gewürztes.
- Süßes und Kaltes belasten Ihre Verdauung besonders und sollten daher ebenfalls gemieden werden.

- Regelmäßige Fastenkuren helfen nicht nur, Ihren Körper zu entgiften, sondern schärfen auch Ihr Bewusstsein für seine Bedürfnisse.

Wasser-Typ

Kartoffelchips, Erdnüsse, Salzbrezeln – wenn Sie als Wasser-Typ aus dem Gleichgewicht geraten, dann packt Sie das Verlangen nach Salzigem. Unsere moderne Lebensmittelindustrie kommt diesem Verlangen sehr entgegen, denn in vielen Produkten (vor allem in Fertiggerichten) ist mehr raffiniertes Salz enthalten, als uns guttut. Die Folgen: Bluthochdruck, Ödeme, Verdauungsbeschwerden. Daher gilt für Sie ein grundsätzliches Salzstreuer-Tabu. Versorgen Sie sich stattdessen mit hochwertigen Salzen aus natürlichen Quellen wie Meeresfischen und -algen.

Vermeiden Sie darüber hinaus auch alle kühlenden Lebensmittel sowie Rohkost, insbesondere wenn Sie sich in einem unausgeglichenen Zustand befinden, denn als Wasser-Typ verfügen Sie ohnehin über

tipp

Worauf Sie als Metall-Typ besonders achten sollten

Als Metall-Typ sollten Sie in puncto Ernährung vor allen Dingen bei Milchprodukten vorsichtig sein. Versuchen Sie zudem, Ihren Speiseplan so variantenreich wie möglich zu gestalten, um einer Gewohnheitsbildung und damit möglichen Nahrungsmittelunverträglichkeiten entgegenzuwirken. Probieren Sie viel Neues, und überwinden Sie sich auch, einmal etwas Ungewohntes zu kosten. Süßes sollten Sie allerdings eher meiden, denn es führt wie Milchiges zur Verschleimung Ihrer körperlichen Schwachstelle, der Lunge und der Atemwege.

weniger Wärme als andere Element-Typen. Kalte Hände, kalte Füße sind typische Symptome der Wasser-Persönlichkeit. Dünsten und kochen Sie Ihr Gemüse, um es mit Wärmeenergie aufzuladen. Auch für Sie gilt: Trinken Sie viel, und das über den ganzen Tag verteilt. Da Ihre Schwachstellen die Nieren sind, benötigen diese die Flüssigkeit, um die Giftstoffe, die sich in ihnen ablagern, schnell wieder auszuscheiden. So beugen Sie Blasenbeschwerden effektiv vor. Auch Schlafstörungen gehören dann der Vergangenheit an.

Wichtige Leitlinien für Sie als Wasser-Typ in puncto Ernährung sind:

- Vermeiden Sie Industriesalze. Verwenden Sie stattdessen hochwertige Salze, vor allen Dingen Meersalz.
- Nutzen Sie natürliche Salzquellen wie Meeresfrüchte und Algen.
- Essen Sie bevorzugt warm: Dünsten Sie Ihr Gemüse, z. B. im Wok, und essen Sie Ihr Obst als Kompott.
- Meiden Sie Rohkost wie Salate und rohes Obst.
- Trinken Sie ausreichend, aber in Maßen – vor allem reines Quellwasser oder frisch gefiltertes Wasser. Auf Mineralwasser sollten Sie dagegen lieber verzichten.

Eure Nahrung sei eure Medizin

»Eure Nahrung sei eure Medizin, eure Medizin sei eure Nahrung!« Dies forderte der griechische Arzt Hippokrates schon in der Antike und betonte, dass es keinen wesentlichen Unterschied zwischen dem gibt, was uns heilt, und dem, was uns nährt – eine Einstellung, die wir auch in der chinesischen Ernährungslehre wiederfinden. Viele Menschen in unserer Kultur haben jedoch ein anderes Verständnis von Ernährung. Sie haben offenbar mehr Angst davor, nicht genug zu essen zu haben, als davor, sich ungesund zu ernähren. Und so akzeptieren wir aus Furcht vor einem Mangel an Nahrung mangelhafte Nahrung.

Ein neues Bewusstsein

Die jüngsten Lebensmittelskandale haben viele Verbraucher aufgeschreckt und gleichzeitig dem Bio-Boom neuen Schwung verliehen. Eine begrüßenswerte Entwicklung, schärft sie doch unser Bewusstsein für das, was wir tagtäglich zu uns nehmen. Und so kommt der Frage nach einer gesunden Ernährung sehr viel mehr Bedeutung zu.

Den meisten Menschen ist mittlerweile nicht nur klar, dass zu viel Fett und Zucker auf unserem Speiseplan – wie generell zu viel Essen – dafür gesorgt haben, dass wir immer dicker und kränker werden, sondern sie erkennen zunehmend auch, dass Lebensmittel heilen können. Sie ernähren uns eben nicht nur, würde der Chinese sagen, sondern sie haben auch die Kraft, unsere Gesundheit zu stabilisieren und zu fördern sowie im besten Fall uns gesund zu machen.

Die Frage ist also: Welches Lebensmittel heilt was? Was brauche ich wann? Welche Ernährung bringt mich wieder zurück ins Gleichgewicht?

Fragen Sie den Mediziner Ihres Vertrauens

Ein Ungleichgewicht entsteht entweder durch einen Mangel oder ein Übermaß an entsprechendem Qi. Anders ausgedrückt: Zu viel des Guten ist ebenso schädlich wie zu wenig. Und wenn dieses Ungleichgewicht nicht bearbeitet wird, kann es zu Erkrankungen der zugehörigen Organe kommen. Doch Vorsicht: Die Heilung insbesondere ernstzunehmender Erkrankungen durch Lebensmittel ist ein komplexes Unterfangen, das wie alle Behandlungen von Störungen im Kräfteverhältnis der Elemente und ihren Folgen auf den Organismus in die Hände erfahrener Ärzte und Heilpraktiker gehört. Denn auch wenn es grundsätzlich stimmt, dass man bei Störungen des Leber-Qi auf saure Lebensmittel zurückgreifen soll, können diese in manchen Fällen die Beschwerden sogar noch verschlimmern. Es ist zwar nützlich, das Prinzip zu verstehen, doch die auftretenden Symptome können eine so vielschichtige Ursache haben, dass nur eine individuelle Behandlung wirklich hilfreich sein kann. Aus diesem Grund soll der Hinweis auf die Möglichkeit, mit Nahrungsmitteln Krankheiten zu heilen, an dieser Stelle genügen.

Trotzdem sollten Sie keine Scheu haben, mit der Lehre von der Ernährung nach den fünf Elementen zu experimentieren. Denn letztlich wird Sie von der Wirksamkeit dieses Systems nur die eigene Erfahrung überzeugen. Beginnen Sie in kleinen Schritten. Lassen Sie sich von der einen oder anderen Idee inspirieren, und spüren Sie jeder Veränderung, die sich bei Ihnen einstellt, nach, ob und wie gut sie Ihnen tut. Sie werden merken: Je tiefer Sie in die Materie einsteigen, umso deutlicher werden die positiven Auswirkungen eines Lebens im Einklang mit den fünf Elementen sein.

Die fünf Element-Typen und ihre Entsprechungen

	Holz	Feuer	Erde	Metall	Wasser
Geschmack	sauer	bitter	süß	scharf	salzig
Organe	Leber, Gallenblase	Herz, Dünndarm	Milz, Magen	Lunge, Dickdarm	Niere, Blase
Gewebe	Muskeln, Sehnen	Blutgefäße	Bindegewebe	Haut	Knochen
Sinnesorgan	Augen	Zunge	Mund	Nase	Ohren

Der gesunde Körper

Der dritte Pfeiler für Gesundheit und Wohlergehen im Feng Shui ist der

Körper selbst. Nachdem wir ihm in den beiden vorangegangenen Kapiteln eine

gesunde Umgebung geschaffen und ihn mit gesunder Energie versorgt haben, geht es

nun darum, diese Energie im Körper zu bewahren und in Fluss

zu halten – das Qi zu bewegen und zu sammeln.

Bewegung – Berührung – Atmung

Bei der dritten Säule der Gesundheit steht nun – nach unserer Umgebung und unserer Ernährung – unser Körper im Mittelpunkt. Denn mit Hilfe von Bewegung, Berührung und Atmung können wir den Qi-Fluss in uns aufrechterhalten und auch ausbalancieren, wenn er einmal aus dem Gleichgewicht geraten ist.

- **Bewegung:** Die Tradition Chinas hat verschiedene Bewegungskünste hervorgebracht, die alle nur ein Ziel haben: das Qi unseres Körpers geschmeidig zu machen und so unsere Gesundheit zu fördern. Im weiteren Verlauf finden Sie einige Übungen aus dem Qi Gong, die leicht nachzumachen und besonders effektiv sind.
- **Berührung:** Die Akupressur zielt darauf ab, Blockaden des Qi-Flusses durch gezieltes Berühren und Drücken von Punkten auf den Meridianen zu beseitigen. Ab Seite 98 finden Sie eine Zusammenstellung der wichtigsten Punkte, mit deren Hilfe Sie sich selbst sanft behandeln können.
- **Atmung:** Der Atem verbindet uns auf subtile Art und Weise mit der Außenwelt. Er ist vergleichbar mit der Nahrungsaufnahme, denn auch über den Atem gelangen wichtige Stoffe in unseren Organismus, die Qi in unserem Körper aufbauen. Zugleich reguliert und harmonisiert die Atmung den Qi-Fluss und steigert unser Wohlbefinden, wenn wir sie gezielt einsetzen.

Mehr Energie mit Qi Gong

Qi Gong bedeutet so viel wie »Qi kultivieren«. Gemeint ist damit, durch stetiges Üben und Hingabe an die Bewegung des Körpers Qi aufzubauen und im Fluss zu halten. Qi Gong ist dabei der Oberbegriff für Körperübungen, die sich in das bekannte bewegte Qi Gong, auch »dong gong« genannt, und das stille Qi Gong, das »jing gong«, unterteilen.

Es gibt unzählige Schulen und Stilrichtungen des Qi Gong, und die Geschichte seiner Entstehung verschwindet im Dunkel der Vergangenheit. Doch sicher beobachteten die Menschen schon sehr früh, dass sanfte Bewegung, ruhige Gymnastik und Tanz dem Körper Energie geben und ihn beruhigen.

Qi durch Bewegung leiten

Ziel des Qi Gong ist nicht nur, Gelenke, Knochen, Muskeln und Sehnen rein physisch beweglich zu halten und die Koordinationsfähigkeit zu verbessern, sondern auch, dass das körpereigene Qi geschmeidig und in Fluss bleibt.

Alle Bewegungen werden langsam, gleichmäßig, mit großer Ruhe und Anmut ausgeführt. Dies erfordert zwar eine gute Muskelbeherrschung, strengt aber in keiner Weise an. Auf diese Weise werden alle Energiekreisläufe des Körpers in Bewegung gehalten. Verbrauchtes Qi kann den Körper leichter verlassen und neues Qi aufgebaut werden. Bei der Durchführung der Übungen konzentrieren wir uns nicht nur auf die Abfolge der Bewegungen selbst, sondern folgen mit dem Geist dem Fluss des Qi durch den Körper. Wir »schicken« das Qi sozusagen mit unserer Aufmerksamkeit in die Körperregionen, in denen es gerade benötigt wird.

Gesund durch Qi Gong

Qi Gong ist eine ganzheitliche Kunst, die Bewegungen einsetzt, um die Lebensenergie in unserem Körper zu stabilisieren, und ihm so zu einem langen und gesunden Leben verhilft. Wir wissen heute, dass Qi Gong ideal ist, wenn es darum geht, die normale Beweglichkeit eines Menschen nach langer Krankheit oder Verletzung wiederherzustellen. Untersuchungen haben gezeigt, dass es den Blutdruck senken kann und das Immunsystem stärkt. Regelmäßig durchgeführt kräftigt es den gesamten Organismus und macht uns widerstandsfähiger gegen schädigende Einflüsse aus der Umwelt.

tipp

Qi Gong – Ihr Weg zu echter Entspannung

Qi Gong ist ideal für den modernen Menschen, der in zunehmendem Maße unter Zeitnot und Hektik leidet. Viele gesundheitliche Probleme, die ihren Ursprung in Stress und alltäglich gewordenen Belastungssituationen haben, können mit Qi Gong gelindert und verhindert werden (z. B. Schlafschwierigkeiten und Kreislaufprobleme). Es stabilisiert darüber hinaus die Psyche und schafft so die Voraussetzung für echte Entspannung als Kontrast zum Alltagsstress.

Qi Gong – Bewegung und Konzentration

Qi Gong ist nichts Geheimnisvolles. Es ist immer dann gegeben, wenn bei einer Bewegung die drei folgenden Faktoren berücksichtigt werden:

1. In Gedanken sind Sie bei der Bewegung.
2. Sie achten auf Ihre Atmung.
3. Sie achten auf Ihre Körperhaltung.

Vollziehen Sie eine Bewegung im Einklang mit diesen Kriterien, ist das bereits der Beginn von Qi Gong. Machen Sie dazu folgende einfache Übung:
Gehen Sie ein paar Schritte vorwärts, so wie Sie es normalerweise tun. Sehr wahrscheinlich beobachten Sie dabei Ihre Umwelt, einige Gedanken schießen Ihnen durch den Kopf, vielleicht lenkt Sie auch das eine oder andere Geräusch ab. Und ehe Sie sich's versehen, haben Sie eine gewisse Strecke zurückgelegt. Jetzt gehen Sie dieselbe Strecke zurück, aber rückwärts! Sie werden feststellen: Nun ist es nicht mehr so leicht, den Gedanken freien Lauf zu lassen, denn Sie benötigen Ihre volle Aufmerksamkeit, um nicht zu stolpern und zu fallen. Beschäftigte Sie zuvor dieses oder jenes, richtet sich Ihre Aufmerksamkeit nun völlig auf Ihren Körper, darauf, wie Sie einen Schritt hinter den anderen setzen. Eine ganz banale Bewegung wird zu Qi Gong!
Oder erinnern Sie sich daran, wie Sie Ihre ersten Tanzschritte gelernt beziehungsweise eine Gymnastikübung einstudiert haben – immer war Ihre volle Aufmerksamkeit bei den Bewegungen, die Ihren Geist vollständig erfüllten. Nichts anderes ist Qi

Gong, nur dass die Übungen gezielter auf den Fluss der Lebensenergie einwirken und sich über Jahrtausende bewährt haben.

Eigene Übungen

Sie können sich eine Vielzahl ähnlicher Übungen ausdenken: Vollziehen Sie einfach hin und wieder eine Bewegung besonders langsam, so als ob Sie sie das erste Mal ausführen würden.

> Gerade Bewegungsabläufe, die wir beiläufig und unbewusst erledigen, sind besonders eindrucksvoll, wenn sie mit großer Konzentration durchgeführt werden.

Lassen Sie dabei den Atem ganz natürlich fließen, ohne ihn zu unterbrechen. Greifen Sie z. B. das nächste Mal ganz langsam nach Ihrer Kaffeetasse, oder schlagen Sie ganz bedächtig ein Buch auf. Zelebrieren Sie jede Bewegung, und folgen Sie ihr mit aller Aufmerksamkeit. Dann machen Sie die Bewegung rückwärts – genauso langsam und bedächtig. Sie werden merken, wie jede konzentrierte Bewegung Sie ruhiger und klarer werden lässt.

Qi wird aus der Stille geboren

Während das bekannte dynamische Qi Gong einiges an Training benötigt, bis die Bewegungsabläufe »sitzen«, ist das stille Qi Gong relativ unkompliziert zu erlernen. Wir wollen uns daher im Folgenden auf Übungen aus dieser Form des Qi Gong konzentrieren.

Von außen gesehen scheint man sich beim »jing gong« gar nicht oder nur sehr wenig zu bewegen. Es mag daher verwundern, dass hier überhaupt von Qi Gong gesprochen wird. Doch die ausschlaggebenden Faktoren beim stillen Qi Gong sind der Atem und die Vorstellungskraft, welche die Durchführung der Bewegungen begleiten. Die Chinesen sagen »Wai jing, nei dong« – von außen ruhig, innen bewegt. Die Bewegungen des stillen Qi Gong sind die inneren Bewegungen des Qi, die wir mit unseren Gedanken begleiten und leiten.

Qi wird aus der Stille geboren, heißt es. Daher ist »jing gong« die Voraussetzung für jedes weitere Qi Gong, denn mit ihm erarbeiten Sie sich gewissermaßen das »Kapital«, mit dem Sie dann im »dong gong«, dem bewegten Qi Gong, arbeiten

können. Und wie wir bereits aus der Ernährung wissen, ist es wichtig, schonend mit den eigenen Qi-Ressourcen umzugehen. Wer stilles Qi Gong übt, füllt seine Reserven immer wieder auf.

Qi sammeln

Stilles Qi Gong, das in der Hauptsache auf der Bewegung des Qi durch den Atem beruht, ist eine hervorragende Vorbereitung auf das dynamische Qi Gong. Viele Qi-Gong-Meister sagen sogar, dass es wichtiger ist als die eigentlichen Qi-Gong-Bewegungen, denn es hilft uns, Qi zu sammeln und in unserem Körper zu verteilen. Sie erinnern sich an das Buch der Gräber, in dem es über Feng Shui heißt: »Das Qi reitet den Wind und verstreut sich und das Wasser begrenzt es und erzeugt Stillstand. Die Erfahrung der Alten sagt uns, dass es besser ist Qi zu sammeln, als es zu zerstreuen. Es geht um Fluss und Sammlung des Qi, deshalb nennen wir die Technik Wind und Wasser.« Stilles Qi Gong hat genau dies zum Ziel: Es sammelt Qi im unteren Dan Tian und schafft so die Voraussetzung für Gesundheit im ganzen Organismus.

Dem Atem folgen

Die Essenz aller Übungen ist, wie bereits angesprochen, die Vielzahl der Gedanken, die uns bei jeder Bewegung durch den Kopf gehen, durch den einen Gedanken zu ersetzen, der sich voll und ganz auf die Bewegung konzentriert. Wir kehren unsere Sinne nach innen und versetzen uns ganz bewusst in einen Zustand der Ruhe und Entspannung.

---

tipp

Die Bauchatmung

Mit jeder bewussten Bauchatmung legen Sie einen Vorrat an Qi an, den Sie für weitere Übungen verwenden können. Das Ergebnis ist eine tiefe Entspannung, die jedoch nichts mit Schläfrigkeit oder Schlaffheit zu tun hat. Sie fühlen sich ruhig und zugleich voller Kraft. Wenn Sie die Bauchatmung regelmäßig trainieren, wird sich dieses kostbare Gefühl des inneren Gleichgewichts schon beim bloßen Gedanken an das Qi, das sich in Ihrem unteren Dan Tian befindet, einstellen.

Dabei hilft uns die richtige Atmung. Sie sollte tief, langsam, regelmäßig und natürlich sein – andere Vorgaben gibt es zunächst nicht. Wenn wir üben, unser Bewusstsein auf den Atem zu lenken, und ihn wie von selbst und ohne Anstrengung immer tiefer werden lassen, harmonisieren wir unser Nervensystem. Nutzen Sie jede Gelegenheit, diese Atmung zu trainieren. Sie werden merken, wie positiv sich das auf Ihren Organismus auswirkt: Es bekämpft Appetitlosigkeit, fördert einen gesunden Schlaf und hebt die Stimmung. Schon wenige Minuten reichen aus, um eine spürbare Veränderung zu erzielen. Sie fühlen sich gelassener, zentrierter und kraftvoller.

> ▬ Der Mensch kann ohne feste Nahrung einige Wochen überleben, ohne Flüssigkeit einige Tage, aber ohne Sauerstoff nur wenige Minuten. Dies belegt, dass der Atem die wichtigste Form der Ernährung ist! ▬

Doch während sich immer mehr Menschen in der westlichen Welt um gesunde Nahrungsmittel bemühen, kümmern sich die wenigsten um die Atmung – mit fatalen Folgen: Eine nachlässige Atmung führt dem Organismus zu wenig Energie zu, der Körper altert schneller und wird anfälliger für Krankheiten aller Art.

Auf Dauer kann regelmäßig geübtes stilles Qi Gong die Selbstheilungskräfte des Menschen stimulieren und macht uns widerstandsfähiger gegen negative Einflüsse von außen, sei es durch Stress, das Wetter oder aus Feng-Shui-Sicht ungünstige Strukturen in unserer Umgebung.

»Jing gong« baut innere Blockaden ab und stärkt die physische und psychische Immunabwehr – die Voraussetzung für Gesundheit und Genesung.

Hinweise für die richtige Qi-Gong-Atmung

- Der Atem sollte stets wie von selbst fließen. Er wird nicht durch Muskelkraft forciert.
- Halten Sie den Mund geschlossen, und atmen Sie durch die Nase ein und aus.
- Legen Sie die Zunge an den Gaumen, dadurch wird ein wichtiger Qi-Kreislauf geschlossen.
- Bleiben Sie im Brustbereich entspannt, und lassen Sie nur den Bauch sich wie von selbst ausdehnen und zusammenziehen.
- Atmen Sie möglichst geräuschlos, so dass Sie Ihren eigenen Atem kaum hören können.
- Bleiben Sie in Gedanken bei Ihrem Atem.

Konzentrieren Sie sich wenn möglich auf das untere Dan Tian: Hier sammelt sich das Qi, bevor es weitertransportiert wird. Von dort aus pumpt es der Atem durch den gesamten Körper, so dass alle inneren Organe mit Energie versorgt und gleichzeitig massiert werden.

Die Qi-Gong-Atmung reichert den gesamten Organismus mit Kraft an und stärkt ihn gegen Einflüsse von außen. Machen Sie sie deshalb zu einem täglichen Begleiter. Am besten nehmen Sie sich morgens und abends je eine Viertelstunde Zeit für eine bewusste Bauchatmung, wie sie im Folgenden dargestellt wird.

Einfaches Atmen im Sitzen

Nutzen Sie einen ruhigen Augenblick und setzen Sie sich hin – ob im Schneider- oder Lotossitz oder einfach nur auf Ihr Bett beziehungsweise Ihre Couch ist dabei völlig egal. Lassen Sie die Hände auf den Oberschenkeln ruhen, und halten Sie Ihren Oberkörper aufrecht. Die Halswirbel sind entspannt, die Schultern locker, der Scheitelpunkt Ihres Kopfes zeigt nach oben, und Ihr Kinn ist leicht in Richtung Ihrer Brust geneigt. Nehmen Sie sich ein wenig Zeit, um eine bequeme, die Aufmerksamkeit fördernde Sitzhaltung für sich zu finden.

Achten Sie nun auf Ihren Atem, ohne jedoch die Augen zu schließen. Hören Sie sich einfach selbst beim Atmen zu. Beobachten Sie, wie Ihr Atem in Ihren Körper eintritt und ihn wieder verlässt. Bleiben Sie bei dieser Beobachtung, bis der Atem von selbst und ganz regelmäßig fließt. Dann erst schließen Sie die Augen leicht, verlangsamen den Atem und vertiefen die Atemzüge bis in den Bauchraum hinein. Dort, etwa drei Finger breit unterhalb des Bauchnabels, befindet sich das untere Dan Tian. Versuchen Sie, den Atem langsam und ganz entspannt in diese Region fließen zu lassen.

Schweifen Sie dabei so wenig wie möglich ab. Ihre Aufmerksamkeit gilt voll und ganz dem eigenen Atem. Drängen sich unerwünschte Gedanken dazwischen, blocken Sie sie nicht ab, sondern konzentrieren Sie sich noch stärker auf Ihre Atmung. Sie werden feststellen, dass die Gedanken ganz von selbst verschwinden und verblassen.

Es kann sein, dass Ihnen bei den ersten Malen das Beibehalten der Körperposition unangenehm wird. Dann haben Sie bitte Geduld mit sich selbst. Wenn Sie diese Übung regelmäßig wiederholen, werden Sie bald merken, dass es Ihnen immer leichter fällt, sich längere Zeit auf die Atmung zu konzentrieren, ohne dass sich Ihr Körper meldet.

Atmen im Stehen

Die meisten dynamischen Qi-Gong-Übungen werden im Stehen durchgeführt. Der aufrechte Stand des Menschen verbindet ihn mit dem Himmel über seinem Kopf und der Erde unter seinen Füßen. Wie ein Baum wurzelt er in der Erde und hebt seine Krone in die Höhe, wo er das kosmische Qi empfängt.

Stellen Sie sich zunächst so hin, dass die Füße etwa hüftbreit auseinander stehen und gerade nach vorn zeigen. Schaukeln Sie auf den Fußsohlen leicht vor und zurück, bis Sie Ihren Schwerpunkt gefunden haben. Wichtig ist, dass Ihr Gewicht die Füße nicht seitlich nach innen oder außen drückt.

Jetzt beugen Sie ganz leicht die Knie und richten Ihr Becken so aus, dass Ihr Gesäß seine natürliche Stellung einnimmt – weder herausgedrückt noch eingezogen. Dabei bleiben Sie ganz locker. Entspannen Sie die Muskulatur vom Bauch bis zur Brust, und lassen Sie Ihre Schultern locker. Sie können sie dazu kurz hochziehen und wieder fallen lassen. Auch die Arme lassen Sie ganz locker hängen, wobei die Handflächen nach innen zeigen.

Stellen Sie sich nun vor, wie Ihr Kopf am Scheitelpunkt mit Hilfe einer Schnur nach oben gezogen wird und sich Ihre Wirbelsäule von ganz allein begradigt.

Das ist die natürliche Haltung Ihres Körpers, auch wenn sie sich zunächst sehr ungewohnt anfühlen mag. Das liegt vor allem daran, dass wir unsere schlechte Körperhaltung inzwischen für normal halten. Je öfter Sie sich aber in diese Stellung begeben, umso selbstverständlicher wird sie Ihnen werden.

Haben Sie die Position eingenommen, können Sie die Atmung im Stehen praktizieren. Legen Sie dazu beide Hände auf den Bauch, eine überhalb des Nabels und die andere über den Dan Tian, also etwa sieben Zentimeter unterhalb des Bauchnabels. Dann atmen Sie einige Male ruhig ein und aus und tun zunächst nichts weiter, als Ihren Atem zu beobachten. Wie tief reicht er? Spüren Sie, wie sich Ihr Bauch im gleichmäßigen Rhythmus Ihres Atems hebt und wieder senkt.

Anschließend intensivieren Sie Ihre Atmung und vertiefen die Atemzüge. Atmen Sie bewusst in den Bauch hinein, und spüren Sie, wie sich der Bauchraum zu füllen scheint. Sie können das Ausatmen verstärken, indem Sie mit den Händen einen leichten Druck ausüben. Beim Einatmen lösen Sie den Druck wieder. Verweilen Sie bei dieser Übung so lange Sie möchten und so lange Sie sich dabei wohlfühlen.

Atmen im Liegen

Das bewusste Atmen im Liegen ist besonders entspannend. Beginnen Sie damit, sich auf den Rücken zu legen und zur Ruhe zu kommen. Am besten liegen Sie auf dem Boden, wobei Kopf, Wirbelsäule und Füße eine Linie bilden und die Beine geschlossen sind. Lassen Sie beim Entspannen die Füße leicht nach außen fallen. Wenn es für Sie bequemer ist, können Sie sich auch ein Kissen unter die leicht angewinkelten Knie schieben. Dann legen Sie die Hände auf die unteren Rippen und atmen ganz normal ein und aus. Beobachten Sie einfach, wie sich der Brustkorb dabei hebt und senkt. Atmen Sie einige Male langsam und tief durch die Nase ein und wieder aus.

Nun verstärken Sie die Atemzüge. Lassen Sie den Atem wieder in Richtung Dan Tian fließen, und spüren Sie nach, wie sich dort die Energie sammelt. Sie können die Atemzüge auf zehn bis fünfzehn Sekunden ausdehnen. Beenden Sie die Übung, wenn Sie genug haben.

Die umgekehrte Atmung

Wenn Sie schon einige Übung mit der Bauchatmung haben, können Sie sich einer besonderen Form der Atmung widmen, der umgekehrten Bauchatmung, auch daoistische Atmung genannt. Sie gilt als Schlüssel, um das Qi im Körper lenken zu können.

Beobachten Sie zunächst noch einmal die herkömmliche Bauchatmung: Bei ihr wölbt sich der Bauch – genauer gesagt der Bereich zwischen Solarplexus und Bauchnabel – beim Einatmen nach außen und zieht sich beim Ausatmen wieder zurück. Diese Bauchatmung wird obere Bauchatmung genannt.

Die umgekehrte oder untere Bauchatmung funktioniert genau andersherum: Hier zieht sich der Bauch beim Einatmen zurück und wölbt sich beim Ausatmen nach außen, und zwar diesmal der Bereich zwischen Bauchnabel und Schambein.

Am besten üben Sie die umgekehrte Atmung im Sitzen oder im Stehen. Versuchen Sie es einfach! Sie werden feststellen, dass die untere Bauchatmung den Brustkorb weitet und das Atemvolumen erhöht. Bei dieser Atmung wird nicht nur der Atem bewegt, sondern das innere Qi selbst. So wird der Körper noch besser mit Lebensenergie versorgt.

Qi durch Vorstellungen leiten

Sie haben nun die beiden wichtigsten Methoden kennengelernt, um Qi durch den Körper zu lenken – durch Bewegung und durch Atmung. Es gibt jedoch noch eine dritte wichtige Methode: durch die Kraft des Geistes. Der Schlüssel hierzu ist die Bündelung der Gedanken durch Konzentration und die bildliche Vorstellungskraft, die daran gekoppelt wird.

> Sie visualisieren Qi gewissermaßen, wie es durch Ihren Körper fließt, und können es so in jede beliebige Region leiten. Gedanken werden zu Bildern und zu Gefühlen.

Die folgenden Übungen bauen auf Ihrer Vorstellungskraft auf. Viele Menschen haben damit anfangs Schwierigkeiten, doch wenn Sie regelmäßig trainieren und immer wieder Gelegenheiten suchen, um sich Dinge so lebendig wie möglich vorzustellen, wird es Ihnen immer besser gelingen und die Übungen werden immer deutlichere Effekte zeigen.

Zwingen Sie sich jedoch zu nichts. Die Kraft des Geistes muss sich wie von selbst entfalten, wenn sie nützlich sein soll. Haben Sie daher lieber etwas Geduld, legen Sie Pausen ein, und setzen Sie sich nicht unter Erfolgsdruck.

Je entspannter Sie an die Sache herangehen, umso leichter wird es Ihnen fallen.

Folgende einfache Übung wird Ihnen helfen, sich mit Ihrer Vorstellungskraft vertraut zu machen und Gedanken in Gefühle zu verwandeln.

Linien in der Hand

Setzen Sie sich bequem auf einen Stuhl, oder stehen Sie aufrecht und entspannt. Nun heben Sie eine Hand etwa auf Augenhöhe, und betrachten Sie Ihre Handfläche. Stellen Sie sich vor, in der Mitte der Handfläche befände sich ein schwarzer Punkt. Konzentrieren Sie sich darauf, bis Sie den schwarzen Punkt ganz deutlich sehen.

Dann ziehen Sie in Gedanken eine Linie von diesem Punkt bis zur Spitze Ihres kleinen Fingers. Sie können diese Linie auch mit den Augen verfolgen. Wenn Sie die Linie gut sehen können, spüren Sie in diese Linie hinein, und stellen Sie sich vor, wie Qi auf dieser Linie hin- und herfließt. Was fühlen Sie? Bleiben Sie eine Weile bei diesem Gefühl, und versuchen Sie, es immer deutlicher werden zu lassen.

Setzen Sie die Übung fort, indem Sie in einem zweiten Schritt eine Linie vom Mittelpunkt der Handfläche zum Ringfinger erscheinen lassen, dann zum Mittelfinger und schließlich zum Zeigefinger. Lassen Sie jedes Mal Qi durch diese Linien fließen, und spüren Sie die Unterschiede, die in der Handfläche und an den Fingern dabei fühlbar werden.

Sie können diese Übung mit Linien in anderen Farben fortsetzen, wenn Sie möchten, oder Sie vertiefen mit Hilfe der nachfolgenden Übungen Ihre Qi-Gong-Erlebnisse weiter, sobald Sie merken, dass es Ihnen leichtfällt, sich den Qi-Fluss in Ihrer Hand vorzustellen.

Der kleine Kreislauf des Qi

Diese Übung lässt Qi in Ihrem Körper kreisen, indem Sie es entlang der Meridiane Du Mai und Ren Mai, auch Lenkergefäß und Konzeptionsgefäß genannt, führen und so einen Kreislauf bilden. Dabei gehen Sie folgendermaßen vor:
Setzen Sie sich hin, und kommen Sie zur Ruhe. Dann beginnen Sie, in den Bauch hineinzuatmen. Stellen Sie sich vor, wie sich mit jedem Atemzug das Qi des Atems in der Gegend des unteren Dan Tian in einem leuchtenden See sammelt. Nach einer Weile lassen Sie das Qi aufsteigen. Beginnen Sie damit, das Qi als leuchtende Spur am Steißbein vorbei zur Wirbelsäule zu lenken. Dann richten Sie Ihre Aufmerksamkeit darauf, wie Qi die Wirbelsäule hinaufklettert und Ihren Rücken mit Licht erfüllt. Lassen Sie es bis zum Scheitelpunkt Ihres Kopfes hinaufsteigen und den gesamten Kopfraum erleuchten. Wenn es den höchsten Punkt erreicht hat, lassen Sie es wieder hinabsinken – diesmal über die Stirn an der Vorderseite Ihres Körpers. Der Übergang zwischen den beiden Meridianen erfolgt an der Stelle, an der Ihre Zunge den Gaumen berührt. Über die Zunge sinkt es weiter in den Brustraum und erfüllt diesen mit seinem Licht, dann erreicht es wieder den Bauchraum und das untere Dan Tian – der Kreislauf ist geschlossen. Wiederholen Sie diese Übung drei-, sechs- oder neunmal.

Der große Kreislauf des Qi

Während die vorangegangene Übung sich primär auf den Kreislauf des Qi in Ihrem Körper konzentrierte, steht beim großen Kreislauf des Qi die Verbindung des Menschen zum Kosmos über die Lebensenergie Qi im Vordergrund.
Stellen Sie sich aufrecht und entspannt hin, und spüren Sie einen Augenblick, wie der feste Boden unter Ihnen Sie trägt. Stellen Sie sich nun vor, dass Sie wie ein Baum tief und fest in der Erde verwurzelt sind. Atmen Sie dabei tief ein, und füllen Sie Ihr unteres Dan Tian mit leuchtendem, lebensspendendem Qi (siehe Kasten).
Wenn Sie jetzt ausatmen, lassen Sie das Qi an der Rückseite Ihrer Beine und über Ihre Fußsohlen in die Erde hinabgleiten. Beim nächsten Einatmen ziehen Sie Qi aus der Erde mit nach oben – an der Vorderseite Ihrer Beine entlang, in das untere

Qi als goldenes Licht

tipp

Prägen Sie sich die einzelnen Schritte dieser Übung gut ein, und konzentrieren Sie sich auf Ihre Atmung, die das Qi mit jedem Ein- und Ausatmen in eine andere Region des Körpers leitet. Hilfreich ist auch hier, sich das Qi als ein leuchtendes, goldenes Licht vorzustellen oder als eine schimmernde, wärmende Flüssigkeit, die Ihren Körper durchfließt.

Dan Tian und von dort aus die Wirbelsäule nach oben bis in die Schultern.

Wenn Sie erneut ausatmen, lassen Sie das Qi an den Außenseiten Ihrer Arme bis in die Fingerspitzen gleiten, und holen Sie es beim nächsten Einatmen entlang der Innenseite Ihrer Arme wieder in die Körpermitte zurück. Lassen Sie es zu dem Punkt zwischen Ihren Schulterblättern fließen und danach weiter über den Scheitelpunkt Ihres Kopfes bis zu jener Stelle zwischen den Augenbrauen, die Drittes Auge genannt wird. Abschließend leiten Sie das Qi zurück in den Bauchraum, wo der Kreislauf von neuem beginnen kann. Wiederholen Sie diese Übung drei-, sechs- oder neunmal, und speichern Sie das Qi gedanklich im unteren Dan Tian ab.

Akupressur – heilende Berührungen

Sie haben es sicherlich selbst schon einmal beobachtet: Wenn wir Schmerzen haben, halten wir unwillkürlich unsere Hände an die betroffene Körperstelle. Instinktiv pressen wir bei Kopfschmerzen unsere Hände gegen die Schläfen, massieren den Punkt zwischen den Nasenwurzeln oder reiben uns bei Magenschmerzen den Bauch. In China erkannte man, dass das Drücken bestimmter Körperstellen nicht nur den Schmerz an dieser Stelle lindert, sondern auch Auswirkungen auf weiter entfernte Körperregionen haben kann. Eine weitere Entdeckung war, dass es sogar Punkte auf der Haut gibt, die die Funktionsweise innerer Organe beeinflussen können. Wie aber ist das zu erklären?

Die Meridiane – Wege des Qi durch den Körper

Qi durchströmt unseren Körper und bewegt ihn. Dabei nutzt es bestimmte Bahnen, die sogenannten Meridiane, die mal tiefer im Gewebe, mal direkt unter der Haut verlaufen – die meisten von oben nach unten. An den Stellen, an denen das Qi sehr nah an der Oberfläche unseres Körpers fließt, können wir Einfluss auf den Qi-Fluss nehmen. Diese sensiblen Stellen werden in der Akupunktur und in der Akupressur genutzt.

Bei der Akupunktur sind es feine Nadeln, die in die entsprechenden Punkte gestochen werden, bei der Akupressur werden sie mit Fingerdruck oder durch Massieren und Reiben stimuliert. Während Akupunktur nur vom erfahrenen, speziell dafür ausgebildeten Praktiker durchgeführt werden sollte, eignet sich die Akupressur auch sehr gut zur Selbstbehandlung.

Ausschlaggebend für die Bedeutung der einzelnen Punkte ist deren Lage auf den Meridianen. Insgesamt gibt es zwölf Hauptmeridiane und zwei Nebenmeridiane – Du Mai, das Lenkergefäß, und Ren Mai, das Konzeptionsgefäß –, auf denen sich solche Punkte befinden.

Jedem der zwölf Hauptmeridiane wird eines der fünf Elemente zugeordnet und ein Organ, wobei das Element Feuer sogar über vier Meridiane herrscht. Auch ist jeder Meridian zu einer anderen Uhrzeit besonders aktiv. Wenn also Symptome wiederholt zu bestimmten Uhrzeiten auftauchen, kann daraus durchaus auf eine Beeinträchtigung des zugehörigen Meridians und damit des entsprechenden Organs geschlossen werden.

Sensible Punkte

Das chinesische Wort für einen Akupunkturpunkt lautet »xué«, was so viel wie Loch bedeutet. Und tatsächlich finden wir die meisten Akupunkturpunkte in Vertiefungen und Dellen unseres Körpers. Zumeist sind sie auch besonders druckempfindlich.

Das Berühren, Drücken und Massieren dieser Punkte kann zwar für sich genommen Krankheiten vielleicht nicht heilen, aber es kann den Genesungsprozess unterstützen, Schmerzen lindern und Stress bekämpfen. Aber auch unabhängig von vorliegenden Symptomen ist die Berührung dieser Punkte förderlich, denn sie stellt eine wirkungsvolle Maßnahme zur Vorbeugung von Erkrankungen dar. In China selbst werden viele Punkte sogar im Rahmen von Schönheitsbehandlungen eingesetzt, denn sie verbessern den Hauttonus und straffen so faltenanfällige Partien, beispielsweise im Gesicht.

Und auch wenn stets die gleichen Punkte verwendet werden, gibt es doch unterschiedliche Formen der Anwendung. Durch Variieren der Druckstärke, des Rhythmus und der Dauer sind verschiedene Stilrichtungen entstanden, allen voran die wohl bekannteste Akupressurform, das japanische Shiatsu, das aus der chinesischen Tuina-Massage hervorgegangen ist. Grundsätzlich gilt: Drücken in einem schnellen Rhythmus wirkt eher anregend, langsames Drücken eher entspannend.

Die zwölf Hauptmeridiane und ihre Zuordnungen

Element	Organ	Uhrzeit	Yin/Yang
Metall	Lunge	3 – 5	Yin
Metall	Dickdarm	5 – 7	Yang
Erde	Magen	7 – 9	Yang
Erde	Milz	9 – 11	Yin
Feuer	Herz	11 – 13	Yin
Feuer	Dünndarm	13 – 15	Yang
Wasser	Blase	15 – 17	Yang
Wasser	Niere	17 – 19	Yin
Feuer	Perikard	19 – 21	Yin
Feuer	dreifacher Erwärmer	21 – 23	Yang
Holz	Gallenblase	23 – 1	Yang
Holz	Leber	1 – 3	Yin

Wohltuender Schmerz

Wie wenden Sie Akupressur richtig an? Nachdem Sie den in Frage kommenden Punkt lokalisiert haben, üben Sie mit Daumen, Fingerspitzen, Handfläche oder Knöcheln einen gleichmäßigen Druck aus. Um zu entspannen oder Schmerzen zu lindern, drücken Sie sanft und ohne weitere Bewegungen. Beginnen Sie zunächst mit wenig Druck, und steigern Sie ihn langsam. Halten Sie den Druck etwa für drei Minuten aufrecht.

Den richtigen Druck finden

Jeder Punkt fühlt sich beim Drücken etwas anders an. Manche rufen ein Spannungsgefühl hervor, andere schmerzen leicht. Der beste Druck wird oft als »wohltuend schmerzend« beschrieben. Sie müssen für sich selbst herausfinden, wie stark der Druck gerade noch sein darf. Das hängt von Ihrer persönlichen Verfassung ab, Ihren körperlichen Voraussetzungen (z. B. von der Stärke Ihrer Muskulatur) und drittens von der Körperregion (das Gesicht beispielsweise ist empfindlicher als der Rücken).

> Als Orientierung kann Ihnen die Grundregel dienen, dass Sie immer ein angenehmes Gefühl bei der Akupressur haben sollten.

Am besten nehmen Sie sich am Anfang etwas Zeit und variieren die Druckstärke so lange, bis Sie ein angenehmes Gleichgewicht gefunden haben. Auf keinen Fall geht es darum, einen bestehenden Schmerz durch hohen Druck zu übertö-

nen. Haben Sie Geduld! Der Schmerz wird allmählich nachlassen, wenn Sie ein bis zwei Minuten sanft massiert oder gedrückt haben.

Wenn Sie mit den Fingern drücken, verwenden Sie am besten den Mittelfinger, den Sie seitlich mit Zeige- und Ringfinger stützen. Für stärkeren Druck können Sie auch den Daumen verwenden oder mit den Handknöcheln drücken. Steigern Sie den Druck langsam, und lösen Sie ihn ebenso langsam, damit das Gewebe Zeit für die Reaktion hat. Konzentrieren Sie sich bei der Akupressur auf die Stelle, die Sie drücken. Oft nimmt man nach einiger Zeit ein leichtes Pulsieren wahr. Das ist ein gutes Zeichen, denn es signalisiert, dass die Energie in Fluss gekommen ist. Spüren Sie diesem Pulsieren nach, und halten Sie den Druck aufrecht, bis es möglichst gleichmäßig geworden ist.

Achten Sie auf eine förderliche Umgebung

Auch die Umgebung, in der Sie Akupressur ausüben, ist bedeutsam. Je ungestörter Sie sind, umso besser können Sie sich entspannen und der Wirkung des Drucks nachspüren. Wenn Sie Akupressur im Büro oder unterwegs anwenden möchten, dann unterbrechen Sie Ihre Tätigkeiten einfach für zehn Minuten. Setzen Sie sich entspannt hin, und lockern Sie Ihre Kleidung so weit als möglich. Nach dem Beenden der Akupressur bleiben Sie am besten noch ein wenig in entspannter Haltung sitzen und beobachten die Effekte auf Ihren Körper. Weniger günstig ist es, Akupressur kurz vor oder nach einer Mahlzeit durchzuführen.

Die Kraft der Vorstellung nutzen

Tägliche Akupressur ist vorteilhaft, denn so bauen Sie ein Energiereservoir in Ihrem Körper auf, das Ihre Gesundheit erhalten kann. Aber auch schon bei zwei- bis dreimal pro Woche werden Sie eine deutliche Verbesserung Ihres Gesamtzustands feststellen können.

Eine weitere Möglichkeit, die Wirkung von Akupressur zu verstärken, ist, die Aufmerksamkeit ganz auf den gedrückten Punkt zu lenken. Sie wissen ja: Qi folgt der Aufmerksamkeit. Dabei hilft es, dass viele Akupressurpunkte einen bildhaften Namen wie Ozean der Ruhe, Wasserquelle, Wolkentor, Marktplatz und Ähnliches haben. Versuchen Sie, das entsprechende Bild während der Akupressur zu visualisieren, und atmen Sie dabei tief ein und aus. So schöpfen Sie die volle Kraft aus der Behandlung.

Besondere Akupressurpunkte

Die folgenden Punkte sind besonders wichtig, da besonders wirkkräftig. Sie haben oftmals einen übergeordneten Effekt auf den Organismus und können den gesamten Energiehaushalt des Körpers harmonisieren.

Treffpunkt der Hundert

Dieser Punkt ist der höchste Punkt des Körpers. Er befindet sich am Scheitelpunkt des Kopfes. Der Vorstellung nach treffen sich hier alle Meridiane. Malen Sie

sich also bei der Akupressur dieser Stelle aus, wie alle Energie des Körpers an diesem Ort zusammenfließt und sich von dort aus wieder im Körper verteilt.

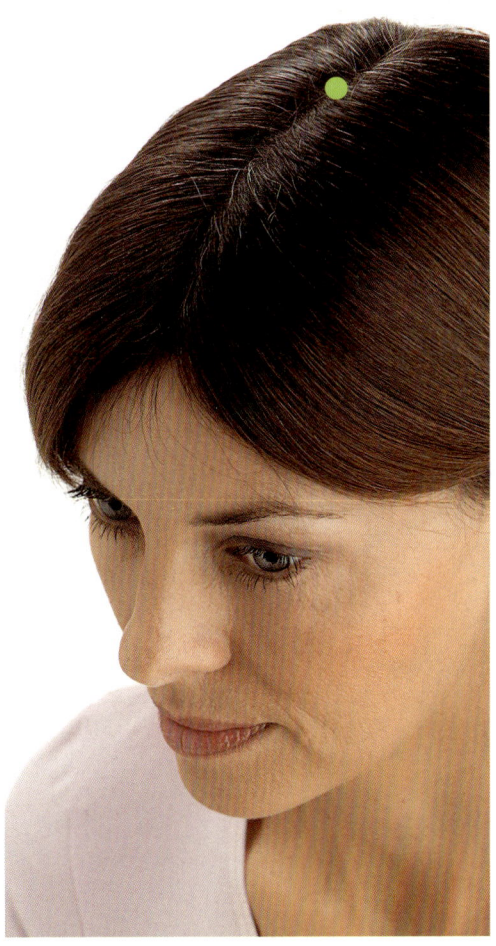

— Drücken Sie diesen Punkt bei Kopfschmerzen. Eine weitere Wirkung: Bei anstrengender Gedankenarbeit fördert der Punkt die Konzentration und steigert die Leistung des Gedächtnisses.

Die Sonne

Ebenfalls sehr hilfreich bei Kopfschmerzen sind die Sonnenpunkte, insbesondere wenn diese im Zusammenhang mit Erkältungskrankheiten auftreten. Auch wenn Ihre Sicht getrübt ist oder Sie Schmerzen im Bereich der Augen haben, z. B. durch zu langes Arbeiten am Bildschirm, ist eine Akupressur dieser Punkte sehr nützlich. Parallel dazu stärkt es das Gedächtnis und wirkt Vergesslichkeit entgegen. Wenn Sie also das nächste Mal Ihre Autoschlüssel, Ihren Geldbeutel oder Ihre Brille suchen, drücken Sie beim Überlegen zusätzlich auf diese Punkte.

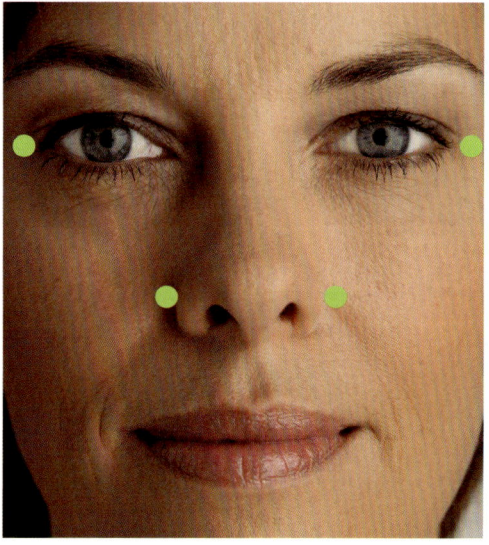

— Die Sonnenpunkte finden Sie etwa zwei Zentimeter neben den Augen auf der Höhe der Schläfen, die Punkte »Mit Duft empfangen« einen halben Zentimeter neben den Nasenflügeln.

Stellen Sie sich bei der Akupressur vor, wie Sie in hellem Sonnenlicht baden, und lassen Sie das Licht von der Kopfgegend aus Ihren gesamten Körper durchströmen. Spüren Sie die wohltuende Wärme, die sich von diesen Punkten ausbreitet.

Mit Duft empfangen

Diese beiden Akupressurpunkte helfen vor allen Dingen bei Problemen mit der Nase, denn sie machen die Nase und die Nebenhöhlen frei. Auch Erkältungen begleitende Kopfschmerzen verschwinden, wenn Sie diese Stellen massieren.
Der Name erinnert daran, einen Menschen mit Blumen willkommen zu heißen. Stellen Sie sich deshalb beim Drücken der Punkte vor, wie Ihnen der Duft von frischen Frühlingsblumen (oder der Ihrer Lieblingsblumen) in die Nase steigt. Atmen Sie diesen ein, und spüren Sie, wie er Ihren Kopfinnenraum ausfüllt, Sie erfrischt und allmählich von allen Spannungen und Druckgefühlen befreit.

Wo Täler sich treffen

Einen oft verwendeten und vielseitigen Akupressurpunkt finden Sie, wenn Sie Daumen und Zeigefinger zusammenpressen. Er hilft bei Kopfschmerzen, Schwindelgefühlen, Übelkeit, Reisebeschwerden und Zahnschmerzen. Besonders wirksam ist er jedoch in Kombination mit den Punkten »Mit Duft empfangen« bei Erkältungsbeschwerden aller Art.
Stellen Sie sich parallel dazu vor, dass Sie sich an einem Ort befinden, an dem sich zwei Gebirgstäler vereinen. Dort fließen Bäche und Straßen zusammen und das

Land ist besonders fruchtbar. Malen Sie sich diesen besonderen Ort in allen Farben und Formen aus.

Die Mitte des Handtellers

Wenn Sie die Hand zu einer Faust ballen, berührt Ihr Mittelfinger in etwa die Mitte des Handtellers – dort finden Sie den gleichnamigen Akupressurpunkt. Wenn er gedrückt wird, wirkt er Aufregung, Wut und allen überschießenden Gefühlen entgegen. In Situationen, in denen Sie Angst oder eine innere Anspannung verspüren, drücken Sie diesen Punkt abwechselnd an der rechten und der linken Hand. Sie werden merken, dass sich Ihr Geist schneller beruhigt.

Stellen Sie sich gleichzeitig vor, wie das Drücken dieses Punktes alles, was Sie gerade als Bedrohung erleben, vertreibt. Spüren Sie, wie dieser Punkt Ihnen Kraft und Konzentration und vor allen Dingen innere Ruhe gibt.

Türangel des Himmels

Die »Türangeln des Himmels« sind vor allem dann hilfreich, wenn der Magen-Darm-Trakt beeinträchtigt ist, also bei Verdauungsbeschwerden wie Verstopfung, Blähungen und Durchfall. Zugleich fördert er die Qi-Zirkulation insgesamt und verschafft Kühle.

Stellen Sie sich bei der Akupressur dieses Punkts eine Tür vor, die sich langsam öffnet und dabei den Blick auf eine wunderschöne Landschaft voller Leben preisgibt. Spüren Sie, wie sich gleichzeitig jeder Druck und jede Anspannung im Bauchraum auflöst.

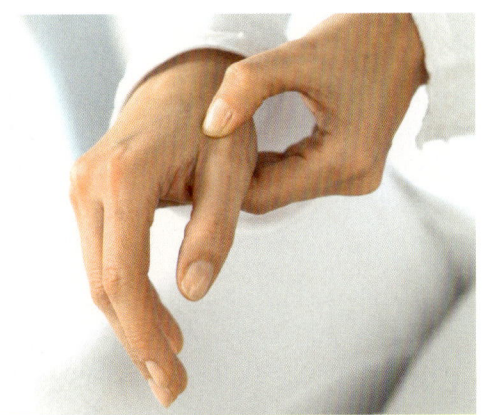

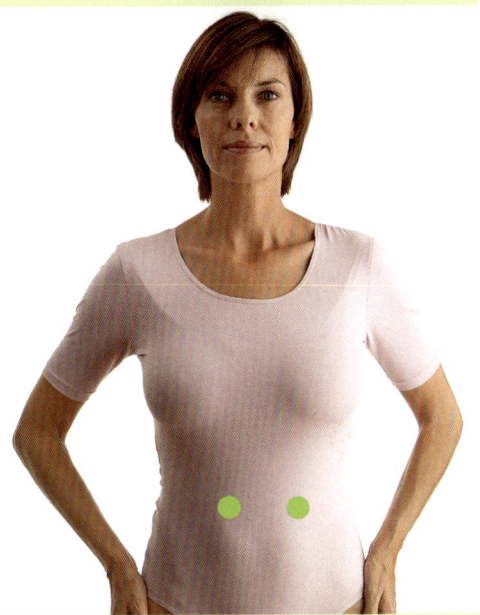

- Drücken Sie den Punkt »Wo Täler sich treffen« dort, wo sich das Gewebe deutlich nach oben wölbt, kräftig mit dem Daumen der anderen Hand.

- Die »Türangeln des Himmels« befinden sich etwa vier Zentimeter rechts und links des Bauchnabels.

Dreimeilenpunkt

Mit der Türangel des Himmels ist über denselben Meridian der Dreimeilenpunkt verbunden, ein Punkt, der ebenfalls sehr häufig verwendet wird. Drücken Sie ihn,

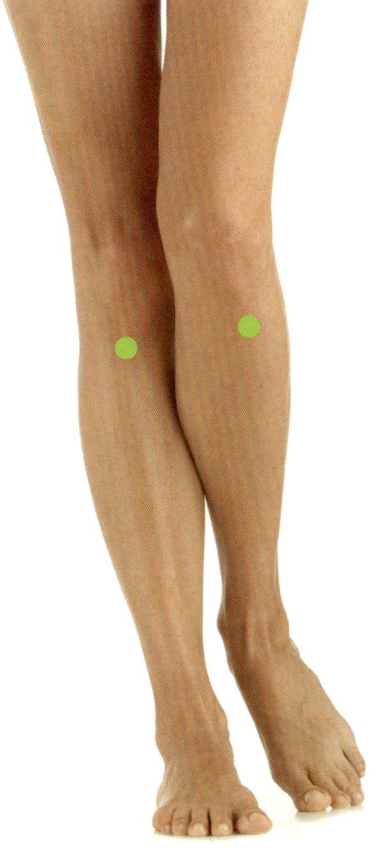

— Der Dreimeilenpunkt befindet sich auf der Vorderseite des Unterschenkels, etwa vier Zentimeter unterhalb der Kniescheibe und etwa anderthalb Zentimeter neben dem Unterschenkelknochen.

um Magenschmerzen, Unwohlsein und Übelkeit in der Bauchgegend zu lindern. Darüber hinaus unterstützt er die Verdauung und hat sich bei Ermüdungserscheinungen bewährt. Er steigert zudem die Leistungsfähigkeit, die Ausdauer und das Durchhaltevermögen – und ganz nebenbei auch noch die Immunabwehr.

Der Dreimeilenpunkt wurde so benannt, weil er zusätzliche Energie für drei Meilen gibt. Er ist ein sehr dynamischer Punkt. Stellen Sie sich, während Sie ihn drücken, vor, wie die Energie in Ihnen aufsteigt und Sie Kraft für neue Taten schöpfen. Neue Motivation beflügelt Sie, und Sie gehen die Dinge, die Sie vorhaben, mit frischem Schwung an.

Der Mond

Dieser Punkt spielt bei allen Frauenleiden eine Rolle, z.B. bei Menstruationsbeschwerden. Er kann aber auch zur Unterstützung der Verdauung und bei Schlaflosigkeit massiert werden. Der gesamte Urogenitaltrakt profitiert von der Akupressur dieser Stelle.

Ein anderer Name für diesen Punkt ist »Treffpunkt der drei Yin«, denn dort kreuzen sich die Meridiane von Leber, Nieren und Milz. Grundsätzlich kann die Stimulierung des Mond-Punktes den Qi-Fluss im gesamten unteren Bereich des Körpers harmonisieren.

Stellen Sie sich beim Drücken dieses Punkts das kühlende, silbrige Licht des Vollmonds vor. Lassen Sie sich von diesem Licht erfüllen, und spüren Sie, wie es in Ihrem Körper eine Geborgenheit spendende Stimmung verbreitet und Sie ganz ruhig werden lässt.

Die sprudelnde Quelle

»Die sprudelnde Quelle« ist der erste Punkt auf dem Nierenmeridian, und seine Stimulation harmonisiert alle Probleme, die in diesem Bereich auftreten können. Darüber hinaus gilt er als Punkt, der den Körper mit erfrischender Kühle versorgt und deshalb bei Hitzewallungen ausgleichend wirkt. Auch bei Ohnmacht kann Druck auf diesen Punkt helfen. Darüber hinaus wird ihm eine heilende Wirkung bei Impotenz bescheinigt. Die Akupressur dieses Punkts tut dem gesamten Organismus gut und versorgt ihn mit neuer Kraft.

Während Sie diesen Punkt drücken, stellen Sie sich eine sprudelnde Quelle vor, aus der Sie trinken. Das kühle, kristallklare Wasser erfrischt Ihren Körper bis in die letzte Zelle. Sie fühlen sich wie neugeboren.

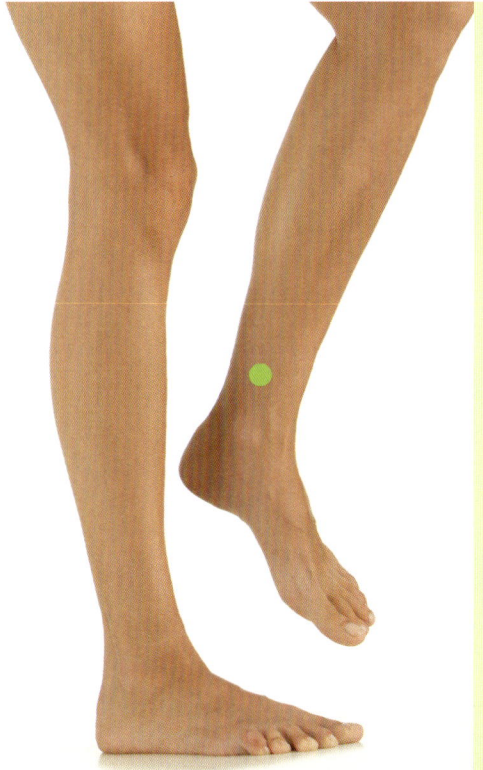

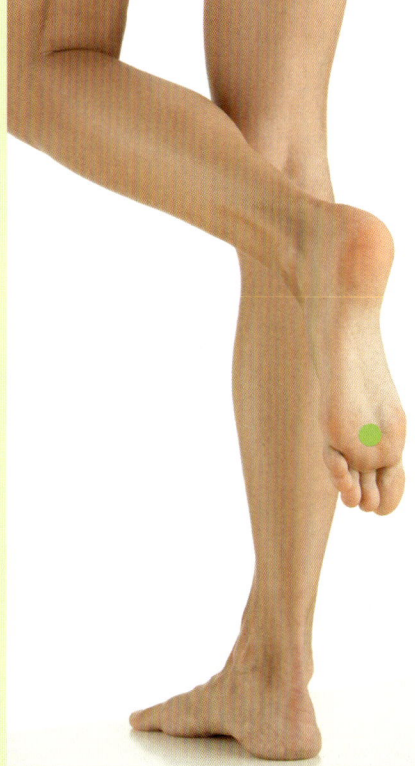

▬ Der Mond-Punkt befindet sich etwa fünf Zentimeter über dem Fußknöchel auf der Innenseite des Beins. Es hilft vor allem bei Frauenleiden.

▬ Den wichtigen Punkt mit dem klingenden Namen »Die sprudelnde Quelle« finden Sie an der Unterseite der Füße, zwischen den beiden Fußballen.

Mehr Entspannung von Kopf bis Fuß

Bewegung, Berührung, Atem – die folgenden Übungen verbinden diese drei Zugänge zum körpereigenen Qi auf optimale Weise. Einige können im Sitzen angewandt werden, andere im Stehen. Darüber hinaus sind die Übungen so angelegt, dass Sie sie entweder in der angegebenen Reihenfolge durchführen oder aber als Einzelübungen verwenden können, je nachdem, welche Gelegenheit sich gerade bietet.

Die Augen bügeln

Reiben Sie die Hände aneinander, bis sie sich erwärmen. Dann legen Sie beide Hände sanft, aber mit leichtem Druck über die Augen und den Nebenhöhlenbereich. Spüren Sie, wie sich die wohltuende Wärme von Ihren Händen auf diesen Bereich ausbreitet. Wiederholen Sie diese Übung drei- bis fünfmal, ruhig mehrmals am Tag. Sie belebt müde Augen und gibt Ihnen nach anstrengender Geistestätigkeit die Konzentration wieder.

Augen-Qi-Gong

Schließen Sie die Augen, und massieren Sie sie ganz leicht mit den Fingerspitzen. Dann rollen Sie die Augen mit geschlossenen Lidern 18-mal von links nach rechts und anschließend 18-mal von rechts nach links. Auch diese Übung sorgt für Entspannung strapazierter Augen und ist besonders für Menschen geeignet, die viel Zeit vor dem Bildschirm verbringen müssen.

Die Haare kämmen

Diese Übung können Sie sowohl im Sitzen als auch im Stehen ausführen. Sie hilft bei Kopfschmerzen und bei leichten Schwindelgefühlen. Auch Schlaflosigkeit und Nervosität werden dadurch gelindert. Das Massieren fördert die Durchblutung der Kopfhaut und beugt Haarausfall vor.

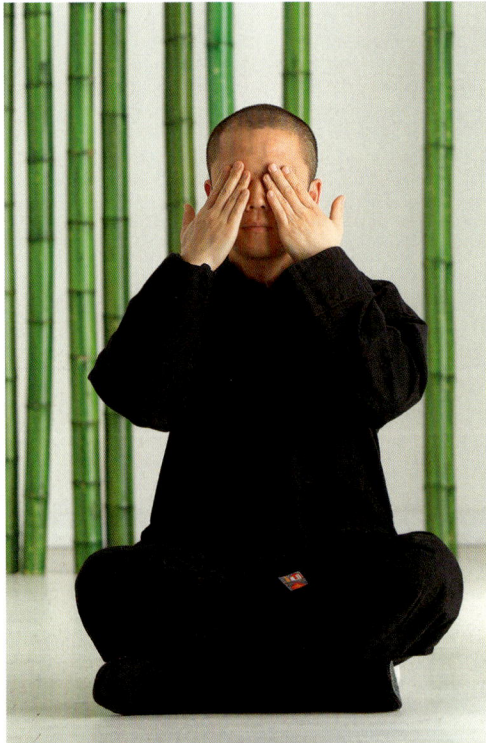

▬ Wichtige Meridiane, die den ganzen Körper mit Qi versorgen, verlaufen durch die Augen, so dass Sie mit dem »Bügeln der Augen« den ganzen Organismus erwärmen.

»Die himmlischen Trommeln schlagen«

Nehmen Sie die Hände an die Ohren, so als wollten Sie sie zuhalten. Die Finger sollten dabei auf dem Hinterkopf liegen, die Mittelfinger in etwa dort, wo die Halswirbel in den Schädel übergehen. Jetzt legen Sie die Zeigefinger auf die Mittelfinger und lassen sie wieder leicht auf den Hinterkopf zurückschnalzen, so dass der Hinterkopf an dieser Stelle geklopft wird. Von »innen« hört sich das Ganze wie ein Trommelgeräusch an, daher der Name dieser Technik. Wiederholen Sie das Schlagen der Trommel 24-mal. Diese Übung belebt den gesamten Organismus und kräftigt den Energiefluss.

Nasen-Qi-Gong

Mit dieser Übung besänftigen Sie Kopfschmerzen und verschaffen sich bei Schnupfen, Heuschnupfen und Schmerzen der Nasennebenhöhlen Linderung. Gerade bei einer verstopften Nase ist dieser Bewegungsablauf besonders hilfreich (siehe Abbildung Seite 108).

Den roten Drachen tanzen lassen

»Der rote Drache tanzt über den Ozean und macht den Wind, den Regen und die Wolken« – so nennen die Chinesen diese etwas gewöhnungsbedürftige Übung. Der

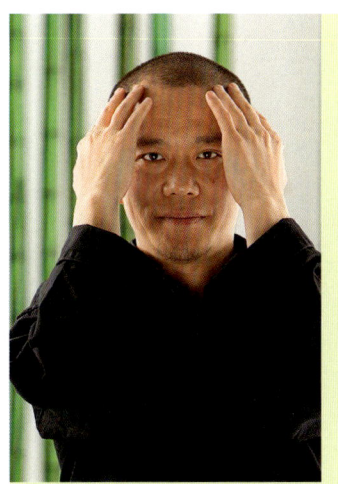
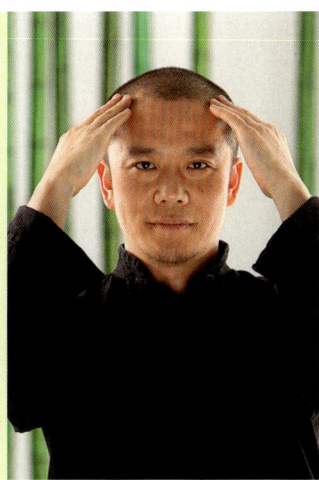
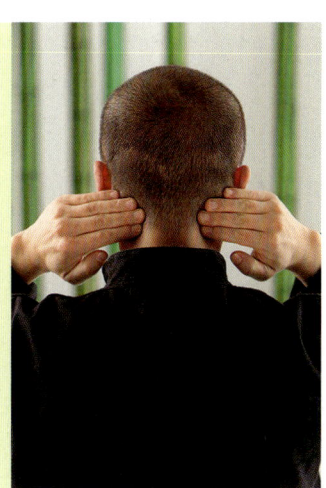

■ Bei der Übung »Die Haare kämmen« fahren Sie mit den Fingerspitzen beider Hände langsam und kräftig von der Stirn bis zum Nacken durch die Haare (siehe Abbildungen links und Mitte).

■ Lassen Sie die Fingerspitzen am Ende eine Weile dort ruhen, wo der Schädel in den Hals übergeht. Hier berühren Sie mehrere wichtige Akupressurpunkte gleichzeitig (siehe Abbildung rechts).

rote Drache ist nämlich nichts anderes als die Zunge! Bei dieser Technik fahren Sie mit der Zunge die Zahnreihen entlang, so als ob Sie diese putzen wollten. Sobald es zu vermehrtem Speichelfluss kommt, sammeln Sie den Speichel im Mund und schlucken ihn dann langsam. Eine Wohltat für den Verdauungstrakt und zugleich eine hervorragende Pflege der Mundhöhle und der Zähne. Sie beugen damit Entzündungen des Zahnfleisches sowie Karies vor. Da die Zunge mit dem Herz-Meridian in Verbindung steht, stärken Sie mit dieser Übung zudem das Herz-Qi.

Ein weiterer Vorteil dieser Übung: Sie können den roten Drachen bei jeder Gelegenheit unauffällig tanzen lassen.

Schulter-Qi-Gong

Kneten Sie sanft mit der linken Hand die rechte und anschließend mit der rechten Hand die linke Schulter. Dabei ist es wichtig, dass Sie mit den Fingerspitzen den obersten Punkt der Wirbelsäule, dort, wo sie in die Halswirbelsäule übergeht, erreichen und von dort aus nach unten massieren. Diesen Punkt finden Sie ganz leicht, wenn Sie den Kopf leicht nach vorn beugen: Der Halswirbelfortsatz steht dann hervor, darunter befindet sich die druckempfindliche Stelle, »Punkt aller Strapazen« genannt.

Diese Übung hilft nicht nur bei Verspannungen im Nacken- und Schulterbereich,

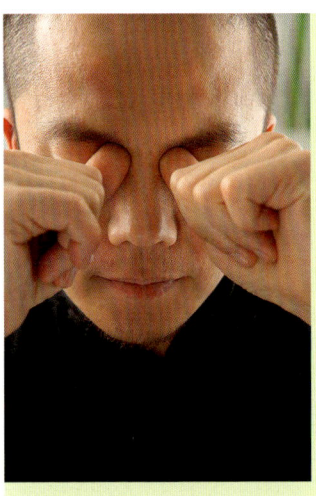 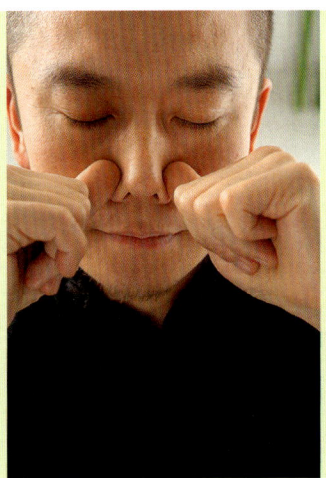 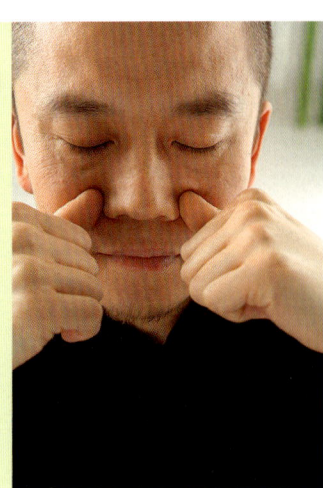

■ Beim Nasen-Qi-Gong setzen Sie die Daumen an den Vertiefungen der Augenhöhlen an. (siehe Abbildung links).

■ Fahren Sie nun langsam und mit leichtem Druck auf beiden Seiten der

Nasen hinab bis an die Stellen neben den Nasenlöchern (siehe Abbildung Mitte).

■ Ziehen Sie dabei die Nasenflügel leicht auseinander (siehe Abbildung rechts). Mehrmals wiederholen.

sondern beugt auch Erkältungskrankheiten vor. Denn der »Punkt aller Strapazen« ist sehr temperaturempfindlich. Durch das Reiben und Kneten dieses Punkts sorgen Sie für Wärme und verhindern so eine Auskühlung.

Im Meer der Vitalität baden

Stellen Sie sich so hin, dass Ihre Füße nach vorn und nicht zur Seite zeigen und Sie einen guten, entspannten Stand haben. Winkeln Sie jetzt beide Arme an und ballen Sie die Hände zu einer leichten Faust. Dann heben Sie beide Arme auf Schulterhöhe, wobei Sie Ihre Wirbelsäule ganz entspannt und gerade halten. Dann drehen Sie sich ganz langsam und aus der Wirbelsäule heraus, ohne die Bewegung in irgendeiner Weise zu forcieren, nach rechts, bis Sie einen leichten Widerstand spüren. Anschließend drehen Sie sich wieder zur Mitte und wiederholen die Bewegung zur linken Seite hin.

Nachdem Sie die Übung 18-mal ausgeführt haben (jeweils abwechselnd neunmal nach links und neunmal nach rechts), führen Sie die Hände auf dem unteren Rücken über die Hüften und wärmen diese Stellen. Sie können sie auch leicht reiben und massieren. Gerade für Menschen, die viel sitzen, ist diese Übung ideal, denn sie lockert die Rückenmuskulatur und aktiviert das sogenannte »Meer der Vitalität«.

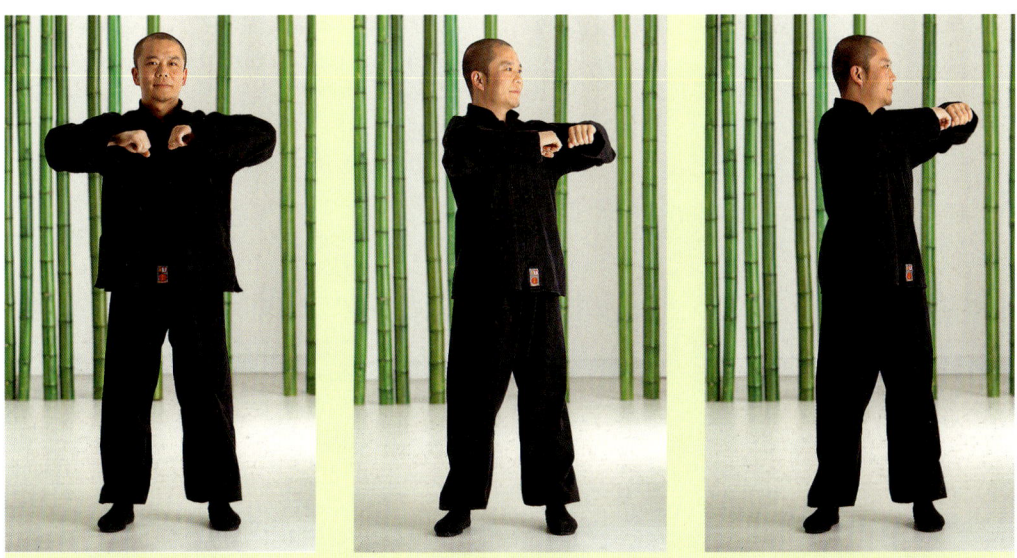

■ Um die Übung »Im Meer der Vitalität baden« auszuführen, nehmen Sie die Grundhaltung ein, und ballen Sie beide Hände zu einer leichten Faust (links).

■ Drehen Sie sich ganz langsam und aus der Wirbelsäule heraus, bis Sie einen leichten Widerstand spüren (siehe Abbildungen Mitte und rechts).

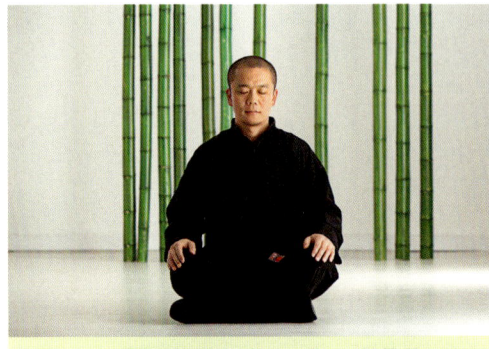

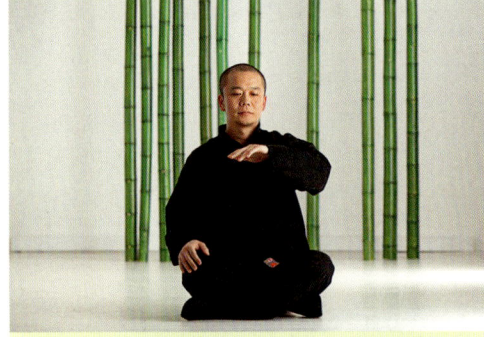

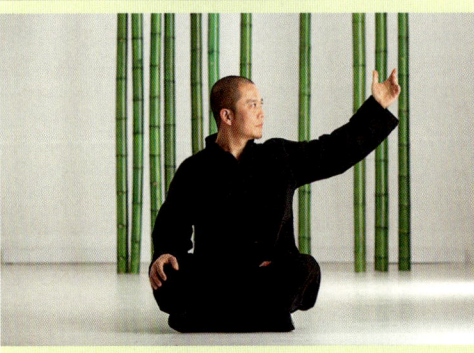

- Nehmen Sie im Schneidersitz Platz, und führen Sie die Fingerspitzen vor der Brust zusammen (siehe Abbildungen oben und Mitte).

- Anschließend strecken Sie den Arm langsam so weit wie möglich (siehe Abbildung unten).

Im Meer der Energie baden

Legen Sie eine flache Hand auf Höhe des Bauchnabels auf Ihren Bauch und streichen Sie 36-mal im Uhrzeigersinn und dann ebenso oft gegen den Uhrzeigersinn über diese Gegend, die »Meer des Qi« genannt wird. Diese Übung hilft vordergründig bei Bauchschmerzen und Verdauungsbeschwerden, aktiviert aber auch das Qi des Körpers insgesamt.

Linderung für Schultern und Nacken

Die folgende Übung lindert schmerzhafte Verspannungen im Schulter- und Nackenbereich, indem sie die Aufmerksamkeit ablenkt und Qi dorthin dirigiert.
Setzen Sie sich dazu im Schneidersitz auf den Boden. Die Seite, die schmerzt, wird nicht bewegt. Ist beispielsweise die rechte Seite das Problem, ruht der rechte Arm locker auf dem Oberschenkel. Führen Sie nun die Fingerspitzen des anderen Arms vor der Brust zusammen, so als ob Sie damit den Kopf einer Schlange bilden wollten. Dann strecken Sie den Arm langsam so weit als möglich nach links und leicht nach oben. Atmen Sie dabei ganz normal weiter, und bleiben Sie locker. Zum Schluss bringen Sie den Arm sanft wieder in seine Ausgangsposition zurück. Wiederholen Sie diese Übung mehrere Male, mindestens aber eine Minute lang. Bei dieser Übung ist es wichtig, sich ganz auf den schmerzfreien Arm zu konzentrieren. Wenn Ihre Gedanken abzuschweifen beginnen, fokussieren Sie sich schnell wieder auf die Fingerspitzen.

Gesunde Seele – gesunder Geist

Die Trennung von Körper, Seele und Geist mutet aus der Perspektive des Feng Shui künstlich an. Alles, was wir für den Körper tun, hat Auswirkungen auf den Geist – und umgekehrt. Die Gesundheit des Körpers ist also nicht zu trennen von der Gesundheit des Geistes. Dennoch unterscheidet auch die chinesische Medizin drei unterschiedliche Kraftebenen.

Die drei Kostbarkeiten des Menschen

Im Laufe der Lektüre dieses Buches haben Sie bereits zwei verschiedene Ausdrucksformen von Kraft kennengelernt, die nach chinesischer Vorstellung für Ihre Gesundheit von Bedeutung sind: das Ihren Lebensraum beziehungsweise Ihren Körper durchströmende Qi und Jing, das sich im unteren Dan Tian sammelt und dem wir unser Leben verdanken. Es gibt aber noch eine dritte Kraft, die sich zu Qi und Jing gesellt: Shen, das für gewöhnlich mit »Geist« übersetzt wird. Jing, Qi und Shen heißen auch »die drei Kostbarkeiten« des Menschen.

Qi, Jing und Shen im Überblick

Diese drei Ebenen der Kraft bilden eine Einheit und können nicht getrennt voneinander betrachtet werden:

- Qi, von dem vor allen Dingen im Feng Shui viel die Rede ist, ist die Energie, die unsere Umwelt und unseren gesamten Körper durchströmt. Wir nehmen sie über unsere Atmung und unsere Ernährung auf. Die Aufgabe von Qi ist, unseren Körper zu bewegen, und indem wir unseren Körper bewegen, bewegen wir auch unser Qi. Die Übungen des Qi Gong (siehe Seite 89 ff.) haben Sie erleben lassen, was damit gemeint ist: Sie konnten spüren, wie Qi Ihrem Atem und Ihren Bewegungen folgt.
- Jing ist die dichteste und dem Körper nächste Ausdrucksweise der Lebenskraft. Sie wird auch vorgeburtliches Qi genannt, weil sie uns von unseren Eltern mitgegeben wird und eine Art Kraftreservoir darstellt, aus dem wir so lange zehren, bis es aufgebraucht ist. Jing ist nicht regenerierbar und daher besonders wertvoll. Wie wir bereits gesehen haben, zielt vor allen Dingen die Ernährung darauf ab, Jing zu scho-

111

nen. Zwar können wir nicht verhindern, dass sich Jing im Laufe unseres Lebens verbraucht, aber durch unser Verhalten und unsere Lebensweise können wir viel dazu beitragen, dass es möglichst lange reicht.

- Shen ist die feinste Form der Lebenskraft. Ob wir nun darunter Geist, Bewusstsein oder Seele verstehen, spielt keine Rolle. Wichtig ist, dass Shen von Jing und Qi abhängt. Wenn Jing und Qi im Gleichgewicht sind, dann ist es auch Shen, genau wie jedes Ungleichgewicht der beiden anderen Lebenskräfte unseren Geist unruhig macht, verängstigt und verwirrt. Während Jing dem Körper Substanz gibt, Qi den Körper bewegt, bewohnt Shen den Körper. Alle drei bedingen einander: »Wenn im Körper des Menschen eine Fülle von Jing herrscht, ist das Qi aufgefüllt. Ist das Qi aufgefüllt, dann leuchtet Shen.«

info

Der leuchtende Geist

Leuchtet Shen, ist das ein Ausdruck von Gesundheit auf allen Ebenen der menschlichen Existenz. Während wir den Geist in der Regel mit dem Gehirn und dem Kopf assoziieren, wohnt Shen der chinesischen Tradition nach in unserem Herzen, dort, wo wir unsere Gefühle lokalisieren würden. Darin zeigt sich, dass Shen beide Aspekte in sich vereint – Geist und Seele.

Die fünf Emotionen

Bislang haben wir uns damit beschäftigt, wie das, was von außen auf uns einwirkt, unsere Gesundheit beeinflusst. Es ging darum, die Wechselwirkungen zwischen innen und außen zu betrachten, wobei es uns in erster Linie darauf ankam, die äußeren Umstände zu untersuchen und wie wir sie verbessern können. Jetzt wenden wir uns der umgekehrten Perspektive zu und betrachten das, was sich in uns abspielt und Basis dessen ist, was wir nach außen hin darstellen. Und wieder hilft uns das System der fünf Wandlungsphasen herauszufinden, welche Seelenzustände welche Folgen für unser Wohlbefinden haben.

Wenn Gefühle sich einnisten

Die chinesische Medizin unterscheidet gemäß den fünf Elementen fünf innere Ursachen für ein Ungleichgewicht des Qi in unserem Körper. Diese fünf Ursachen werden die fünf Emotionen oder Leidenschaften genannt. Noch einprägsamer ist die Bezeichnung fünf Dämonen oder Drachen. Diese sind: Zorn, Freude, Kummer, Grübeln und Trauer.

Nun mögen Sie einwenden, dass es sich bei all diesen Gefühlszuständen nicht zwingend um etwas Negatives handeln muss. Zorn und Trauer sind ganz natürliche Reaktionen auf bestimmte Lebenssituationen. Auch hat jeder von uns einmal Kummer und grübelt über sein Leben nach. Und was, bitte schön, soll an Freude krank machen?

An dieser Stelle ist es wichtig, sich vor Augen zu halten, dass mit den fünf Leidenschaften keine herkömmlichen Gefühle gemeint sind. Gefühle kommen und gehen wie Vögel, die sich für einen oder zwei Augenblicke in der Krone eines Baums niederlassen, ihr Lied pfeifen und wieder davonfliegen. Den Baum ficht das nicht an. Er beherbergt seine Gäste gern für den Moment – doch wehe, wenn sie beschließen, sich dauerhaft in seiner Krone niederzulassen, und sich in seinen Zweigen einnisten ...

Wenn sich Gefühle in unserem Leben einnisten, beginnen sie uns zu beherrschen. Wir haben keine Kontrolle mehr über sie, sie aber über uns. Wenn der Zorn nicht verraucht, die Trauer von uns Besitz ergreift und das Grübeln zum Zwang wird, werden aus Gefühlen Dämonen. Auch übertriebene Freude gehört dazu. Kennen auch Sie Menschen, die scheinbar nicht in der Lage sind, sich einfach mal zu ärgern? Die ihre Umwelt mit ihrem Zwangsoptimismus überschütten? Die alles »super« finden und immer ausgelassen, heiter und lustig sind? Dann wissen Sie in etwa, was mit dem Dämon der Freude gemeint ist.

Die fünf Leidenschaften und ihre Entsprechungen

Jede der fünf Leidenschaften wird einer der fünf Organfunktionen zugeordnet sowie einem Element. Sie entsprechen einer übertriebenen Ausdrucksform dieses Elements und schaden so dem entsprechenden Organ. Auf diese Weise bringen sie das innere Gleichgewicht der Kräfte durcheinander und beeinträchtigen unsere Gesundheit.

- Übermäßiger Zorn ist eine Entsprechung von Holz und schadet den Funktionen der Leber.
- Übertriebene Freude bringt das Qi des Herzens aus der Balance und entspricht Feuer.
- Wer sich zu viele Sorgen macht, schadet der Milz. Es handelt sich um eine Übertreibung des Elements Erde.
- Nicht enden wollende Trauer entspricht dem Element Metall und schadet dem Qi der Lunge.
- Übertriebene Angst ist eine Wasser-Entsprechung und schadet der Niere.

Im Folgenden wollen wir die körperlichen Auswirkungen zwar beobachten, aber für die Praxis zurückstellen. Es sei nur angemerkt, dass auch eine aus dem Gleichgewicht geratene Organfunktion sich in übertriebenen Gefühlsausbrüchen äußern kann. So kann eine kranke Leber einen Menschen reizbar machen, und ein schwaches Herz lässt ihn unbeherrscht reagieren. Probleme mit dem Qi der Lunge können depressive Verstimmungen zur Folge haben. Uns geht es jedoch darum, durch Reflexion und Meditation das Bewusstsein für die fünf Emotionen als übertriebene Ausdrucksformen von Qi zu schärfen.

Der richtige Umgang mit Dämonen

Machen Sie sich bewusst, dass den fünf Leidenschaften die gleiche Kraft zugrunde liegt, die auch unser Leben aufrechterhält – nur dass sie aus dem Gleichgewicht geraten ist. Heilung bedeutet also

nicht, diese Gefühle künftig zu unterdrücken, weil wir damit den Fluss des Qi
als solchen unterdrücken würden. Vielmehr geht es darum, die Kraft, die hinter
diesen Leidenschaften steckt, als Fähigkeit zu erkennen und in gemäßigte Bahnen zu lenken – ähnlich wie wir im Feng
Shui Sha Qi in Sheng Qi umwandeln,
indem wir seinen Fluss lenken.

Die gute Absicht

Wie können wir die fünf Dämonen in
gute Geister verwandeln? Zunächst gilt
es, sich bewusst zu machen, dass hinter
allen starken Gefühlen wie Zorn, übertriebener Freude, Grübelei, Trauer und
Angst Kräfte stecken und dass diese
Emotionen nicht verkehrt oder falsch
sind, sondern lediglich Ausdruck ihrer
Gegenwart. Das heißt also: Jedesmal
wenn wir uns zornig, traurig oder besorgt
fühlen, wissen wir zumindest eines – dass
wir Kraft in uns haben!

Rebellierende Engel

Doch wer schon einmal versucht hat, das
psychische Gleichgewicht zu erzwingen,
indem er versucht hat, sich einfach zu
»beherrschen«, gute Miene zum bösen
Spiel zu machen oder seine Gefühle zu
ignorieren, weiß, dass wir dafür einen
Preis zahlen müssen. Der erste Schritt in
Richtung einer zunehmenden Harmonie
ist nicht die Unterdrückung unserer
Gefühle, sondern deren Akzeptanz und
Würdigung als Ausdruck unserer Lebendigkeit.
Wir könnten uns also fragen: Angenom-
men unsere sogenannten »negativen
Gefühle« hätten eine gute Absicht, welche
wäre das? Was will uns unsere Trauer
sagen? Worauf will uns unsere Angst hinweisen? Welches Bedürfnis möchten wir
uns mit unserer Überschwenglichkeit
erfüllen? Welche Seite in uns sorgt sich?
Wenn wir anerkennen, dass diese »Dämonen« nichts anderes sind als rebellierende

---

info | **Die Element-Typen und die fünf Leidenschaften**

Noch ein Wort zu den Element-Typen:
Möglicherweise hat die eine oder andere
Frage im Elemente-Test (Seite 28) Sie zu
der Annahme verleitet, dass bestimmte
Gefühlszustände typisch für ein Element
wären. Doch das ist falsch. Zwar neigen
Holz-Typen schneller dazu, sich zu ärgern
als Metall-Menschen, und Erde-Menschen
kennzeichnet, dass sie sich schneller Sorgen machen als beispielsweise Feuer-
Typen, die dafür mit ihrem »Feuer-Eifer«
ihre Umwelt strapazieren – doch die fünf
Leidenschaften gehören zum Gefühls-
repertoire jedes Menschen gleichermaßen. Darum betrachten Sie sie bitte unabhängig von Ihrem individuellen Typ als
Anzeichen dafür, dass etwas in Ihrem
Leben aus dem Gleichgewicht geraten ist.

Engel, die es letztlich nur gut mit uns meinen, weil sie eine wichtige Botschaft für uns haben, dann können sie sich auch wieder von ihrer konstruktiven Seite zeigen.

Die fünf Dämonen als Warnsignale

Erfahrungsgemäß liegen den fünf Emotionen fünf menschliche Grundbedürfnisse zugrunde. So ist Zorn (Holz) oft ein Ausdruck für den Wunsch nach mehr Toleranz und Verständnis sowie nach Kreativität. Hinter übertriebener Freude (Feuer) steckt nicht selten der Wunsch nach freudvollen Beziehungen zu anderen Menschen, nach Frieden und nach schöpferischem Umgang mit der Welt. Kummer (Erde) zeigt sich meist dann, wenn unser Bedürfnis nach Fürsorge und Unterstützung nicht erfüllt wird. Und wer sein Bedürfnis nach Gerechtigkeit, nach Klarheit, Ordnung und einer höheren Aufgabe im Leben nicht leben kann, den verlässt die Trauer nur schwer (Metall). Angst (Wasser) stellt sich immer dann ein, wenn wir unserem Bedürfnis nach Selbstbestimmung nicht nachgehen können. Wenn uns klar wird, dass die fünf Dämonen Alarmsignale darstellen, die auf ein geistig-seelisches Ungleichgewicht in uns hinweisen, dann können wir sie als Versuch verstehen, das Gleichgewicht wiederherzustellen.

Vom Dämon zur Tugend

Indem wir uns den fünf Dämonen stellen, das heißt ihre gute Absicht erkennen, verwandeln sie sich in die fünf Tugenden. Wer sich mit seinem Groll und seinem Zorn auseinandersetzt, der wird Geduld lernen und zugleich seinen kreativen Seiten zum Ausdruck verhelfen. Wer sich den Ursachen für seine übertriebene Freude stellt, der verwandelt sie mit der Zeit in Geistesfrieden und Liebe. Aus Kummer können Achtsamkeit und Fürsorge werden, aus Trauer erwächst Mitgefühl und aus Angst Weisheit.

Die fünf Emotionen und der Körper

Jede der Emotionen verändert die Ausrichtung des Qi im Organismus. Zorn lässt die Energie aufsteigen, übermäßige Freude macht sie chaotisch. Traurigkeit verstreut die Energie, und Nachdenken hält sie fest, während Angst sie absteigen lässt. Beobachten Sie sich selbst einmal in einem dieser Zustände: Wie verändert sich dabei der Energiefluss in Ihrem Körper? Gefühle haben einen nicht zu unterschätzenden Einfluss auf unser körperliches Wohlbefinden und können sogar unseren Organismus beeinträchtigen.
Nach der Auffassung der Traditionellen Chinesischen Medizin wirken sich die fünf Emotionen auf die fünf Hauptorgane des Menschen aus und umgekehrt:

- Freude wirkt sich auf das Herz aus, das auch als Heimstatt des Geistes gilt. Übermäßige Freude führt demnach zu Überreaktionen des Herzens wie starkem Herzklopfen bis hin zu Herzrasen.
- Zorn schädigt die Leber, und eine kranke Leber wiederum macht zornig.
- Durch Grübeln beeinträchtigen wir unsere Milz, die vor allen Dingen in Stoffwechselprozessen eine Rolle spielt.

Entsprechende Symptome können sein: Essstörungen, Völlegefühl, Verdauungsstörungen.

- Kummer blockiert die Atemwege und damit die Lunge, die normalerweise durch Schluchzen und Weinen der Trauer »Luft« macht.
- Angst schädigt die Nieren.

Schriftzeichen für das Gleichgewicht der Seele

Bestimmt ist Ihnen die chinesische Kalligraphie bekannt: Auf schönes Papier werden mit feiner Tusche chinesische Schriftzeichen gemalt. Dabei ist das Wort »Kalligraphie« irreführend, denn es

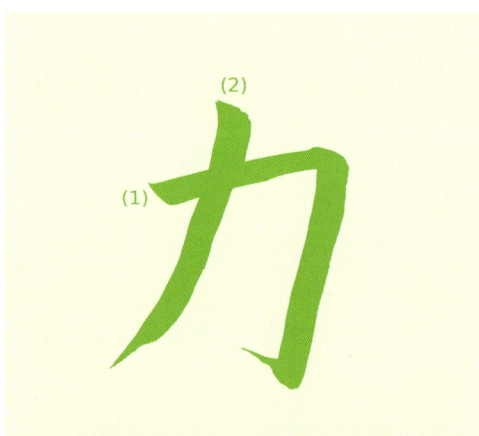

(2)

(1)

- Das chinesische Zeichen »li« bedeutet so viel wie Kraft. Es hat sich aus der Darstellung der Sehne, die Muskeln und Knochen zusammenhält, entwickelt.

bedeutet übersetzt: Schönschrift. Doch bei der chinesischen Kunst der Kalligraphie – Shu Fa genannt – geht es um weit mehr als nur die reine Optik. Es geht um die Vereinigung von Körper, Seele und Geist im Akt des Pinselstrichs.

Man könnte auch sagen, dass der Prozess des Malens wichtiger ist als das Ergebnis, das dabei herauskommt. Shu Fa ist eine Kunst, die in China bis zur höchsten Meisterschaft betrieben wird. Normalerweise ist dafür ein jahrzehntelanges Studium der Schrift – meist von Kindesbeinen an – nötig, doch schon die folgende kleine Übung wird Ihnen helfen, Körper, Seele und Geist zu harmonisieren.

Keine Buchstaben, sondern ganze Wörter

Die chinesische Schrift basiert nicht wie unsere auf einem Alphabet, mit dessen Hilfe die Laute der Sprache fixiert werden, sondern jedes Zeichen steht für ein ganzes Wort (Logogramme). Das ist für Lernende des Chinesischen eine große Hürde, denn die Aussprache eines Wortes lässt sich nicht am dazugehörigen Schriftzeichen ablesen. Dieses transportiert in erster Linie die Bedeutung.

Viele Schriftzeichen haben sich aus Piktogrammen entwickelt, das heißt aus bildhaften Darstellungen dessen, was sie bedeuten. Niemand kennt die Zahl der Schriftzeichen genau, denn bei einer lebendigen Sprache wächst das Vokabular ständig und mit ihm auch die Zeichenzahl. In den meisten Wörterbüchern wird nur ein Bruchteil aller Zeichen notiert, von denen es weit über 80 000 gibt.

Eine besondere Form der Meditation

Es gibt viele Arten, ein Zeichen zu schreiben, und genau darin liegt die Kunst der Kalligraphie. Die Art und Weise, wie jemand die Schriftzeichen malt, gibt Auskunft über seine Persönlichkeit. Mit Pinsel und Tusche von Meistern auf feinstes Reispapier geschrieben, sagt man den Zeichen eine besondere Wirkung nach.

Nicht selten sind die chinesischen Kalligraphen auch Meister der Meditation und der Kampfkunst. Sie versuchen, ihre innere Kraft und Konzentration beim Schreiben in die Zeichen hineinzugeben, sich mit ihren Bedeutungen zu vereinigen. Hierbei kommt auch das Prinzip von Yin und Yang zum Tragen – das Heben und Senken des Arms, schmale und breite Striche, Spannung und Entspannung. Das Malen der Schriftzeichen gilt deshalb als eine besondere Form der Meditation, bei der alle drei Teile des Menschen aktiviert und in Balance gebracht werden: Der Geist ist ruhig und konzentriert, die Seele stimmt sich ganz auf die Bedeutung des Zeichens ein, und der Körper schwingt mit der Bewegung des Pinsels.

Probieren Sie es selbst

Unser Vorschlag: Versuchen Sie sich in chinesischer Kalligraphie! Alles, was Sie dazu benötigen, sind weiche Pinsel, Tusche und weiches Papier. Die Abbildungen (Seiten 118 und 119) zeigen Ihnen, wie der Pinsel traditionell geführt wird.

Legen Sie sich alle benötigten Utensilien zurecht, und schaffen Sie eine meditative Umgebung. In einem ruhigen Augenblick

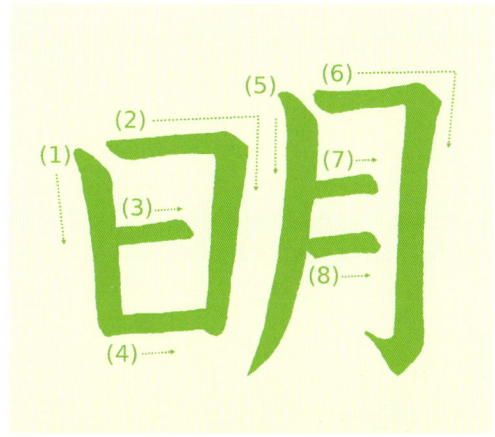

■ Schon etwas komplizierter, aber ebenfalls ein Zeichen, das Sie sehr gut für Ihre ersten Kalligraphie-Versuche verwenden können: »ming« (es besteht aus acht Strichen).

konzentrieren Sie sich auf das Zeichen »li« (es besteht aus zwei Strichen (1) und (2), siehe Abbildung Seite 116).

Manche sehen in dem Zeichen »li« übrigens auch einen Spaten, der von einem Mann mit viel Kraft in das Erdreich gestoßen wird. Vielleicht fällt es Ihnen ja leichter, sich auf dieses Bild zu konzentrieren. Versuchen Sie, sich ganz in die Gestalt des Zeichens zu versenken und Ihre Aufmerksamkeit darauf zu fokussieren, ohne abzuschweifen. Sind Sie so weit, setzen Sie beherzt den ersten Pinselstrich – ohne zu stocken oder abzusetzen –, dann den zweiten. Spüren Sie, wie sich »Kraft« in Ihrem Körper ausbreitet? Vielleicht erinnern Sie sich auch an eine Situation, in der es Ihnen gelungen ist, ein Hindernis zu überwinden. Wichtig ist, dass Sie sich an etwas erinnern, bei dem Sie gespürt haben, dass Sie viel Kraft besitzen und dass diese Kraft Sie in Ihrem Leben unterstützt hat. Doch unterscheiden Sie: Kraft ist nicht gleich Anstrengung! Und denken Sie daran: Sie wollen keinen Schönheitspreis gewinnen. Wichtiger als das Ergebnis ist der Weg dorthin, und wenn Sie sich ganz auf diesen Akt des Malens einlassen, werden Sie auch später noch die Kraft spüren, die von Ihrem Bild ausgeht. Es ist die Kraft, die Sie beim Malen hineingelegt haben.

Haben Sie Lust auf mehr bekommen? Dann wiederholen Sie die Übung mit dem Schriftzeichen »ming« (Seite 117). Es setzt sich aus dem Zeichen für Sonne und dem für Mond zusammen und bedeutet Licht. Der Vorstellung nach hüllen uns die beiden Lichter des Himmels mit ihrer Helligkeit ein und tauchen uns in ihr Licht. Natürlich stehen sie auch für die Urpolarität von Yin und Yang, dem ewigen Wechselspiel von Tag und Nacht.

Während Sie sich auf das Malen dieser Zeichen konzentrieren, stellen Sie sich am besten vor, wie Sonne und Mond ihr Licht über Sie breiten und Sie es mit jedem Atemzug in sich aufnehmen. Lassen Sie das Licht beim Malen durch Ihre Hand in das Zeichen fließen!

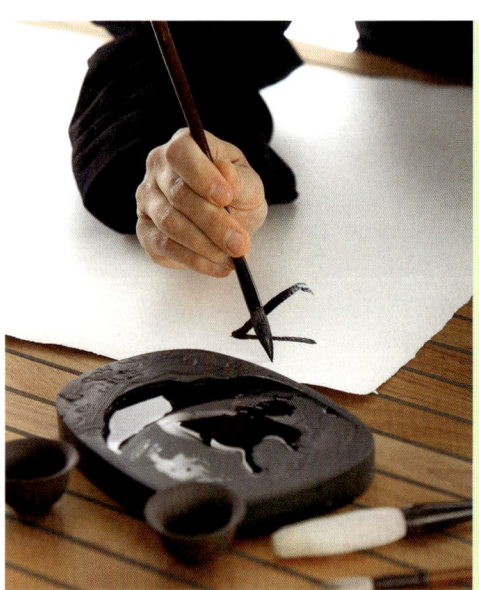

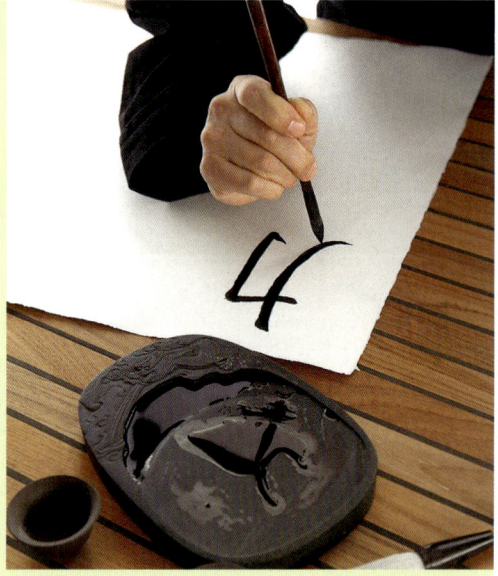

■ Das chinesische Zeichen »li« besteht aus zwei Strichen (Strichfolge siehe Abbildung Seite 116). Versuchen Sie, sich während des Schreibprozesses ganz in seine Gestalt zu versenken.

■ Es ist wichtig, sich vor dem Malen mit dem Zeichen innerlich zu verbinden, denn der Vorgang sollte möglichst ohne Unterbrechung – also ohne zu stocken – zu Ende gebracht werden.

Über die Tuschekunst hinaus

Vielleicht haben Sie nun Ihre Leidenschaft für die chinesische Kalligraphie entdeckt. Wir möchten Sie gern dazu ermutigen, sich auch weiterhin mit dieser Disziplin zu beschäftigen. Besorgen Sie sich Vorlagen aus Büchern, dem Internet oder besuchen Sie einen entsprechenden Kurs, um sich in die Feinheiten des Shu Fa einführen zu lassen. Mit zunehmender Übung werden Ihnen die Zeichen immer flüssiger von der Hand gehen, und Sie werden immer mehr von der harmonisierenden Kraft auf Körper, Geist und Seele erfahren. Wichtig ist, dass Sie Shu Fa genauso trainieren, wie Sie Qi Gong üben. Sie sollten es regelmäßig durchführen, wobei wir empfehlen, sich drei bis vier Zeichen anzueignen, die Sie dann immer und immer wieder ausführen – bis sie Ihnen in Fleisch und Blut übergegangen sind. Nach einiger Zeit werden Sie merken, dass es schon genügt, das Malen der Schriftzeichen vor dem geistigen Auge zu visualisieren, um die gewünschte Wirkung zu erzielen.

Hängen Sie besonders gut gelungene Schriftzeichen an besonderen Orten in Ihrer Wohnung auf, um Ihre Aufmerksamkeit zu fokussieren.

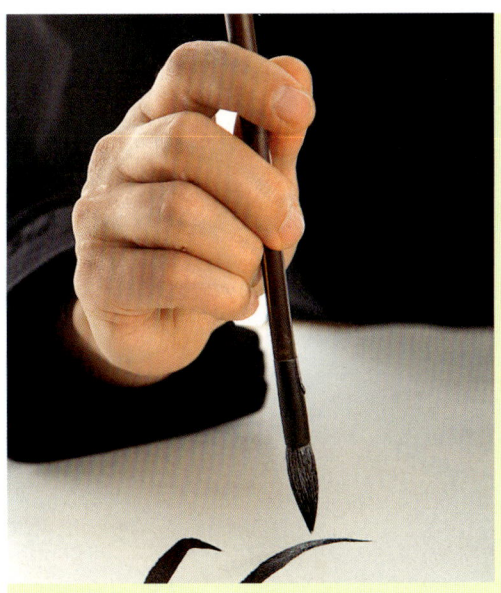

■ Der Pinselgriff wird bei der chinesischen Kalligraphie stets senkrecht zum Papier geführt. Die Schreibbewegung erfolgt ausschließlich aus der Schulter und dem Ellbogen.

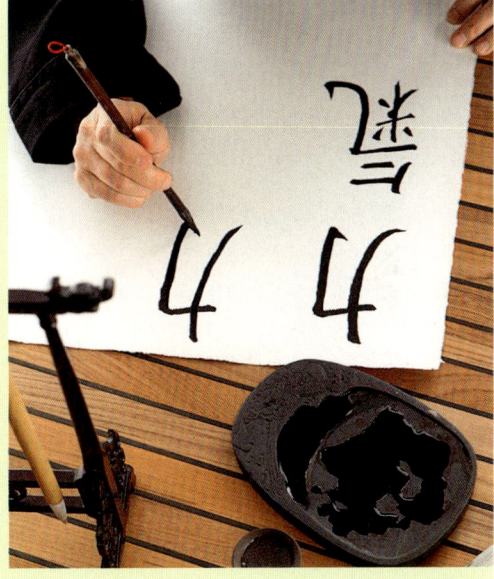

■ Malen Sie das Schriftzeichen so oft Sie wollen, und probieren Sie auch andere aus. Ebenfalls gut geeignet – obwohl etwas komplexer – ist das Schriftzeichen »ming« (Strichfolge siehe Abbildung Seite 117).

Durch die Jahreszeiten mit Feng Shui

Feng Shui wird üblicherweise auf eine Lehre vom richtigen Energiefluss im Raum beschränkt. Doch für unser Wohlbefinden ist die Frage, wann wir etwas tun, mindestens ebenso entscheidend. Manche Maßnahme entfaltet ihre volle Wirksamkeit nämlich erst während bestimmter Phasen des Jahres. Dies zu berücksichtigen ist ein weiterer Schlüssel zu mehr Harmonie und Gesundheit.

Jedes Ding hat seine Zeit

Die vier Jahreszeiten mit ihren unterschiedlichen Qualitäten bestimmen den Rhythmus der Energie über das Jahr hinweg, und jeder Jahreszeit wird ein anderes Element zugeordnet: Dem Frühling entspricht Holz, dem Sommer Feuer, der Herbst wird von Metall regiert und der Winter von Wasser. Nur dem Element Erde wird keine eigene Jahreszeit zugeordnet. In manchen Überlieferungen dominiert es an den Übergängen der Jahreszeiten und in anderen wird ihm der Spätsommer zugeordnet. Wir wollen Erde als das Element ansehen, welches das Fundament aller Bemühungen um mehr Harmonie in unserem Leben bildet.

Der Rhythmus des Jahres

Die vier Jahreszeiten bilden einen Zyklus, der es uns einfach macht, dem natürlichen Fluss des Qi zu folgen. So heißt es im Gelben Kaiser, einem der ältesten und wichtigsten Schriften zur chinesischen Medizin: »Der Frühling ist der Anfang aller Dinge und die Energie sollte offen und fließend gehalten werden. Der Sommer intensiviert diese Offenheit, so dass ein Austausch zwischen inneren und äußeren Energien stattfinden kann. Im Herbst ist es wichtig, die Energie zu bewahren, und im Winter schließlich wird die Energie gespeichert« (aus: »Der Gelbe Kaiser«, Seite 23). Bewegen wir uns im Einklang mit diesem Rhythmus des Jahres, harmonisieren wir unser Qi ganz von selbst.

Im Einklang mit der Zeit

In diesem Abschnitt haben Sie die Möglichkeit, sich entlang der vier Jahreszeiten mit verschiedenen Facetten des Qi auseinanderzusetzen. Sie finden dort Empfehlungen und Hinweise zu Ernährung, Bewegung, Wellness und Freizeit sowie Anregungen für Meditationen, die besonders gut in die jeweilige Jahreszeit passen. Dabei wird immer wieder auf die zurückliegenden Kapitel Bezug genommen, so dass Sie die einzelnen Bereiche sinnvoll miteinander kombinieren können.

Nehmen Sie sich eine »Elemente-Auszeit«

Am besten bauen Sie sich auf Grundlage der Vorschläge ein persönliches Jahreszeiten-Programm auf, mit dessen Hilfe Sie Ihren Alltag auf das besondere Element, das in der jeweiligen Phase des Jahres vorherrscht, abstimmen. Bedienen Sie sich dabei aus dem Fundus der Entsprechungen, und experimentieren Sie mit Farben, Düften und Reflexionen über das Leben.
Lassen Sie sich von den Vorschlägen inspirieren. Sie erleichtern es Ihnen, in einem ersten Schritt in Kontakt mit dem jeweils vorherrschenden Element zu kommen. Machen Sie es sich zu einer guten Gewohnheit, sich alle drei Monate eine solche »Elemente-Auszeit« zu nehmen, und sehen Sie sie als Chance, das innere und das äußere Qi wieder ins Gleichgewicht zu bringen.

Hinweis zur Vorsicht

Der chinesischen Lehre widerspricht es im Grunde, einheitliche Vorschläge zu geben, die für alle Menschen gleichermaßen gelten. In der chinesischen Medizin wird nach einer eingehenden persönlichen Diagnose jede Vorgehensweise individuell auf den Patienten abgestimmt – denn selbst bei der gleichen Symptomatik muss das, was dem einen hilft, bei einem anderen noch lange nicht genauso wirken. Deshalb werden Sie dort Empfehlungen wie »Bei Kopfschmerzen nehmen Sie ein Kopfschmerzmittel« oder »Wenn Sie abnehmen wollen, essen Sie weniger Fett« so nicht zu hören bekommen.

> — Daher können die folgenden Vorschläge nur Anregungen sein und sollten nicht als unumstößliche Anordnung verstanden werden. —

Prüfen Sie genau, wie Sie auf Veränderungen in der Ernährung, auf Bewegungsübungen und Meditationen reagieren, und folgen Sie dabei Ihrem Wohlgefühl. Auf keinen Fall sollten Sie sich zu etwas zwingen, wenn es Ihnen widerstrebt. Sollten Sie derzeit ernsthaft erkrankt sein, empfehlen wir Ihnen, sich zuerst den Rat eines Facharztes für Traditionelle Chinesische Medizin einzuholen, bevor Sie unsere Vorschläge in die Tat umsetzen.
Nichtsdestotrotz glauben wir, dass unsere Empfehlungen uns wieder Zusammenhänge bewusst werden lassen, die wir vergessen haben, z.B. dass jede Jahreszeit eine ihr entsprechende Ernährungsweise nahelegt und auch andere innere wie äußere Prozesse in unserem Leben anregt. So gesehen ist Ihr persönliches Jahreszeiten-Programm so etwas wie eine Einladung, eine andere Sichtweise auf Ihr Leben zu gewinnen und zu erkennen, dass Sie im Grunde nicht viel brauchen, um in Harmonie mit der Welt zu leben – Sie müssen nur Ihren Sinnen vertrauen und Ihrem Körpergefühl mehr Beachtung schenken.

Eine gute Basis –
das Element Erde

Das Element Erde wird der Tradition nach den Übergängen zwischen den Jahreszeiten zugeordnet. Der Hintergrund: Ohne das Element Erde kann keines der anderen Elemente bestehen, denn es sorgt dafür, dass sich ihre Eigenschaften entfalten können.

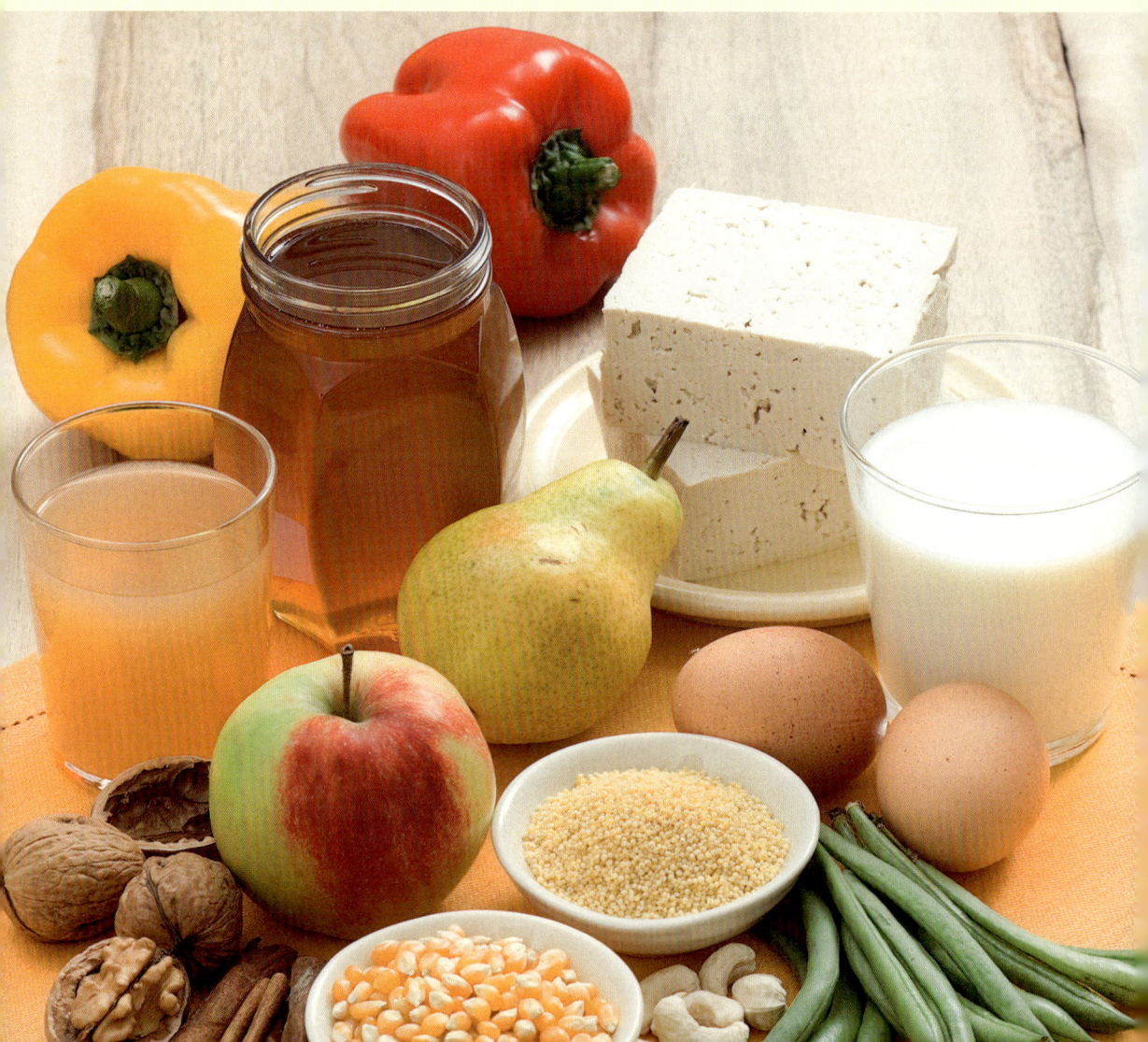

Erde als Fundament

- Für Ihr persönliches Jahreszeiten-Programm bedeutet das, dass Erde in allen vier Phasen gegenwärtig sein muss. Nicht umsonst sind die wichtigsten Grundnahrungsmittel wie Kartoffeln, Reis, Bohnen und Karotten ihm zugeordnet, denn sie bilden eine gute Basis für unsere Mahlzeiten – ganz im Einklang mit der chinesischen Ernährungslehre, die besagt, dass das »Süße« der wichtigste und heilsamste Geschmack ist. Wenn Sie also im Folgenden Ihr Jahreszeitenmenü zusammenstellen, dann wählen Sie zuerst Nahrungsmittel aus dem Element Erde aus (siehe Seite 79) und ergänzen dann je nach Element der Jahreszeit weitere Zutaten. So stellen Sie sicher, dass es sich um eine ausgewogene Mahlzeit handelt.

- Alle satten Gelb- und milden Brauntöne – von Sand über Ocker bis Kaffeebraun – entsprechen diesem Element und dürfen deshalb zu allen Jahreszeiten präsent sein, z.B. in der Kleidung.

- In den übrigen Bereichen (Bewegung, Wellness, Freizeit, Meditation) wird das Element Erde auf unterschiedliche Art und Weise anwesend sein, z.B. in der Natur, die Sie durchwandern, oder im Raum, in dem Sie meditieren.

- Bei den Massageölen entspricht das Basisöl dem Erde-Element. Besonders gut eignet sich Jojobaöl, eine edle Alternative ist aber auch Haselnussöl, Sesamöl oder Mandelöl. Besonders empfindliche Haut freut sich über Pfirsichkernöl oder Sojaöl.

- Das Element Erde steht für unseren Körper selbst, in dem unsere Seele und unser Geist wohnen. Es bildet gewissermaßen den Grundrhythmus unseres Lebens, während Feuer, Metall, Wasser und Holz die Melodien sind, die über diesem Rhythmus spielen und von ihm zusammengehalten werden.

- Das Element Erde steht für die innere Mitte. Wenn wir das Element Erde in uns stärken, verhindern wir, dass wir aus dem Gleichgewicht geraten. Meditieren Sie dazu über folgenden Satz aus dem I Ging:

  »So wie die Erde grenzenlos weit ist und für alle Wesen, die auf ihr leben, sorgt, so sorgt der Weise für alle Menschen und schließt niemanden von seiner Fürsorge aus.«

- Die einfachste Möglichkeit, mit dem Element Erde in Berührung zu kommen, ist, sich hinzulegen und Arme und Beine weit von sich zu strecken. Schließen Sie einfach die Augen, und spüren Sie, wie Ihre gesamte Körperunterseite sich gleichmäßig mit dem Erdboden verbindet. Genießen Sie diesen Kontakt, und bleiben Sie einfach im Hier und Jetzt. Spüren Sie, wie die Erde Sie trägt, und geben Sie alles Belastende und alle Sorgen einfach nach unten an die Erde ab.

Und nun viel Vergnügen mit Ihrem persönlichen Jahreszeiten-Programm!

Ihr persönliches Jahreszeiten-Programm – Frühling

Der Frühling ist die Zeit des Aufbruchs. Pflanzen und Tiere erwachen wieder zu vollem Leben, der Himmel ist wieder blau und überall grünt es. Diese Jahreszeit wird dem Element Holz zugeordnet, dem Element der Kreativität und der Aktivität.

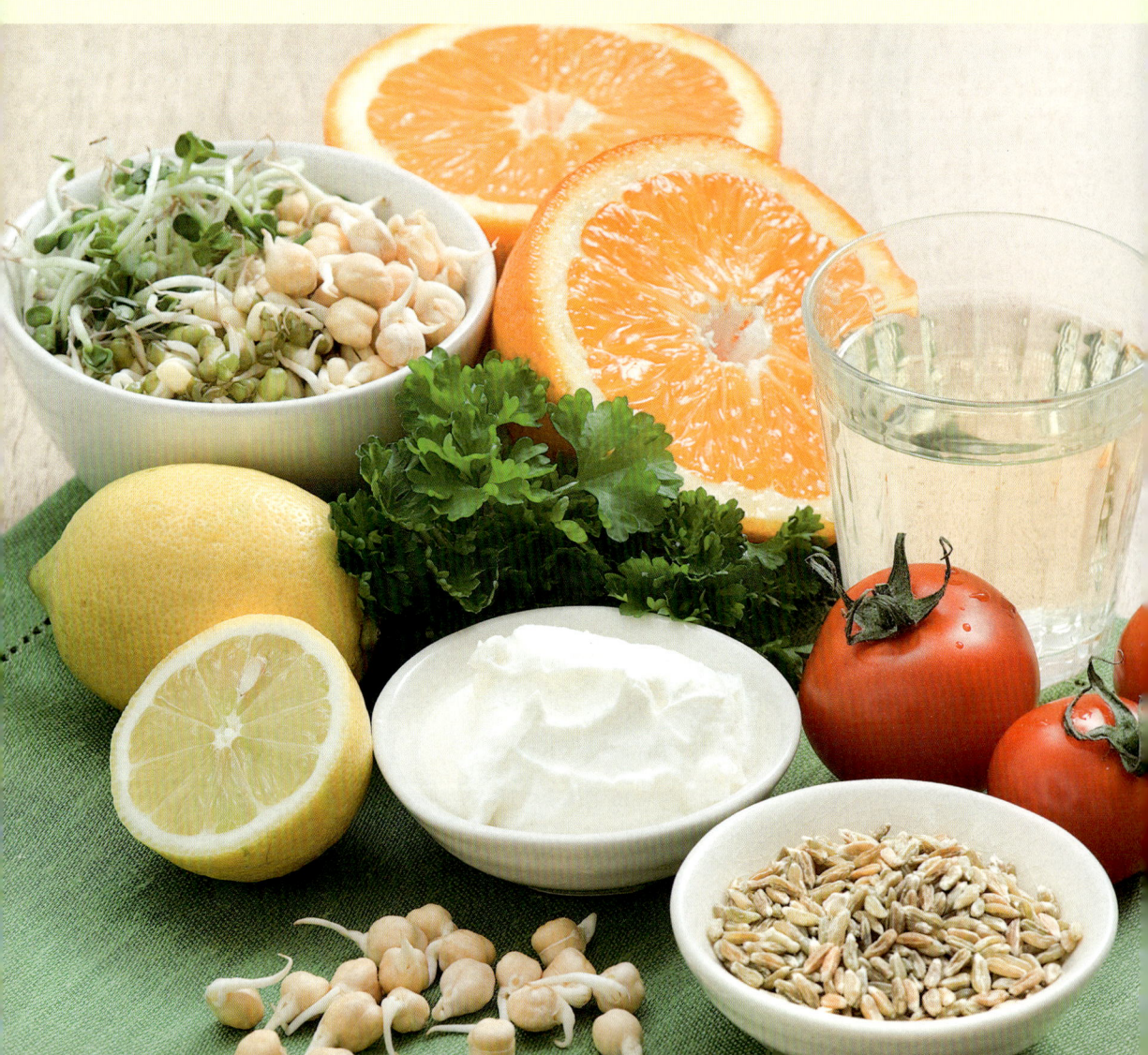

Ernährung

- Wählen Sie aus den Lebensmittelentsprechungen des Elements Holz (Seite 77) jeden Tag etwas aus, das Sie zum »Star« Ihres Speiseplans machen: Essen Sie Hühnchen, garnieren Sie Ihren Saat mit Alfalfasprossen, würzen Sie mit Sauerampfer, und verwenden Sie als Beilage Dinkel.

- Besonders Keimlinge und Sprossen verkörpern den Gedanken des wiedererwachten Lebens und sind geballte Lebenskraft.

- Im Frühling gehört viel Grünes auf den Tisch – Blattgemüse, Salate, frische Kräuter. Auch die Kombination aus Gemüse und Getreide tut dem Organismus zu dieser Jahreszeit gut.

- Zusätzlich sollte das Holz-Qi durch die Verwendung von Lebensmitteln aus den Bereichen Metall und Feuer bereichert werden. Sie verhindern ein Überschießen der jetzt überreichlich vorhandenen Holz-Energie.

- Das Essen darf eine gewisse Schärfe haben, und auch bittere Gewürze sind nun angesagt.

Ein Frühlingsrezept –
Melonen-Haferflocken mit Krabben
Dieses Rezept stärkt das Leber-Qi und baut Stress ab:

20 g frische Krabben oder Garnelen waschen, in Stückchen schneiden und zusammen mit 30 g ebenfalls in Stückchen geschnittener chinesischer Wintermelone (Wachskürbis) sowie etwas Öl in der Pfanne erhitzen. Dann 3 g zerkleinerten Ingwer dazugeben und 5 Minuten zusammen braten. Anschließend 5 ml Weißwein, 200 ml Wasser und 40 g Haferflocken hinzufügen. Alles zusammen weitere 20 Minuten auf kleiner Flamme köcheln lassen. Zum Schluss mit einer Prise Salz würzen.

Bewegung

- Das Element Holz steht für die Biegsamkeit des Körpers. Entsprechend empfiehlt schon der Gelbe Kaiser, sich im Frühling viel zu bewegen und den Körper zu dehnen, um die Muskeln und Sehnen nach der langen Ruhephase des Winters wieder zu lockern. Yoga und Qi Gong eignen sich dazu optimal. Am besten beginnen Sie mit Übungen wie »Im Meer der Vitalität baden« (Seite 109).

- Joggen und Walking sind ebenfalls geeignete Sportarten.

- Generell stehen Sport und Fitness im Zeichen von Holz. Das Frühjahr ist daher die beste Jahreszeit, um gute Vorsätze aus diesem Bereich in die Tat umzusetzen.

Wellness

- Sie können die Begegnung mit dem Holz-Element mit allen Sinnen begleiten, indem Sie z.B. Ihre Kleidung farblich abstimmen: Setzen Sie Akzente in frischen Grüntönen und einem kräftigen, leuchtenden Blau.

- Auch mit Düften lässt sich im Frühling gut arbeiten. Typische Holz-Düfte sind Pfefferminze, Zitronenmelisse und Bergamotte, aber es passen auch alle anderen holzigen, frischen und zitronigen Düfte. Ein paar Tropfen in der Duftschale oder im Badewasser schaffen im Nu eine angenehme Holz-Atmosphäre.

- Beduften Sie ein Leinentuch mit zwei bis vier Tropfen, und legen Sie es zur frisch gewaschenen Wäsche mit in den Trockner oder einfach in den Kleiderschrank.

- Auch das Tragen und Auflegen von Heilsteinen kann die Holz-Energie ausgleichen. Hier eine Auswahl: Alexandrit, Aventurin, Heliotrop, Saphir, Tigerauge, Turmalin, Bernstein, Chrysopras, Epidot, Jade, Porphyrit, Zirkon.

Holz-Massageöl
Mischen Sie 50 ml Jojobaöl mit folgenden Duftölen:
6 Tropfen Sandelholz
6 Tropfen Bergamotte
3 Tropfen Kardamom
3 Tropfen Bitterorange
1 Tropfen Neroli
1 Tropfen Patchouli

Bitte beachten Sie: Verwenden Sie die beschriebenen Duftöle nicht in ihrer reinen Form, sondern nur in der Mischung mit einem neutraleren Basisöl wie unter »Erde« auf Seite 121 beschrieben.

Freizeit

- Spaziergehen, Ausflüge, Gartenarbeit – alles, was Sie jetzt in Kontakt mit der Natur bringt, bringt auch das Holz-Qi in Ihnen wieder ins Gleichgewicht.

- Oder wie wäre es mit ausgedehnten Streifzügen durch die Wälder in Ihrer Umgebung? Vielleicht entdecken Sie dabei Ihren Lieblingsbaum, dem Sie dann öfter einen Besuch abstatten können.

- Wie ist es um Ihre Kreativität bestellt? Holz regiert alle schöpferischen Prozesse und lädt Sie deshalb ein, Ihre künstlerischen Talente umzusetzen. Ob schreiben, malen, zeichnen, fotografieren oder filmen – alles, was Ausdruck Ihrer individuellen Kreativität ist, ist jetzt das Richtige.

Meditation

Langes Stillsitzen und Verharren in einer bestimmten Position ist nichts für das Holz-Element. Deshalb ist die Verbindung von geistiger Konzentration und Bewegung, wie wir sie im Qi Gong oder Tai Ji finden, jetzt ideal. Es stärkt den Körper und beruhigt den Geist. Das ist gerade in der Holz-Phase des Jahres wichtig, denn besonders im Frühling neigen wir dazu, uns zu viel vorzunehmen. Setzen Sie sich darüber hinaus mit folgenden Fragen auseinander:

- Fühle ich mich in meinem Leben genügend inspiriert?

- Gibt es ausreichend Reibungsflächen in meinem Leben, z.B. in meiner Partnerschaft oder an meinem Arbeitsplatz?

- Fühle ich mich ausreichend gefordert, z.B. in meinem Job? Kann ich zeigen, was in mir steckt?

- Wie viel Raum nimmt meine Kreativität in meinem Leben ein und genügt mir das?

- Welche neuen Projekte stehen an, und welche sind die ersten Schritte, um sie Wirklichkeit werden zu lassen?

- Wie flexibel bin ich im Umgang mit Neuerungen?

Weitere Anregungen

- Gehen Sie durch Ihre Wohnung und überlegen Sie: Wo könnten Grünpflanzen die Atmosphäre verbessern?

- Stellen Sie an prägnanten Stellen in Ihrer Wohnung oder Ihrem Büro eine schöne Pflanze auf, so dass Sie sich mehrmals am Tag an ihrem Anblick erfreuen können. Halten Sie dabei einen Augenblick inne, und spüren Sie nach, wie gut Ihnen die Gegenwart des blühenden Lebens tut.

- Lernen Sie singen. Eine klare, kräftige Stimme ist Ausdruck für das Gleichgewicht der inneren Holz-Energie. Es kann Ihnen helfen, Ihrer Stimme mehr Kraft zu verleihen, ohne aggressiv zu wirken. Auch ein Sprachtraining kann Ihnen helfen, Ihre Stimme zu verbessern.

- Begegnen Sie Ihren »Ängsten«: Viele von uns tragen kleine alltägliche Ängste mit sich herum, die oft mit Aussagen wie »Das kann ich nicht« oder »Dafür bin ich nicht geeignet« einhergehen. Dabei müssten wir uns nur innerlich einen kleinen Ruck geben, um das nächste Mal einen kleinen Vortrag vor versammelter Mannschaft zu halten oder aktiv auf einen Menschen zuzugehen, um ihm die Meinung zu sagen. Fassen Sie Mut, und suchen Sie sich eine Herausforderung! Sie werden merken: Indem Sie Ihre Ängste überwinden, gewinnen Sie an Selbstvertrauen – und es fällt Ihnen von Mal zu Mal leichter.

- Stellen Sie sich Ihrem »inneren Schweinehund«. Welche schlechte Gewohnheit möchten Sie schon lange ablegen? Wollen Sie das Rauchen aufgeben? Oder Ihren Konsum von Süßigkeiten einschränken? Welche Aufgabe schieben Sie schon lange vor sich her? Welchem unangenehmen Gespräch gehen Sie beispielsweise aus dem Weg? Nutzen Sie die Kraft der Holz-Phase, um Liegengebliebenes zu erledigen und sich frei für Neues zu machen. Fragen Sie sich: Welche neuen Perspektiven werden sich dann ergeben? Worauf kann ich mich freuen?

Ihr persönliches Jahreszeiten-Programm – Sommer

»Zu dieser Zeit des Jahres mögt ihr euch etwas später zurückziehen, aber ihr solltet immer noch früh aufstehen. Meidet Zorn und bleibt körperlich rege, um zu verhindern, dass die Poren sich schließen und das Qi stagniert« (aus: »Der Gelbe Kaiser«).

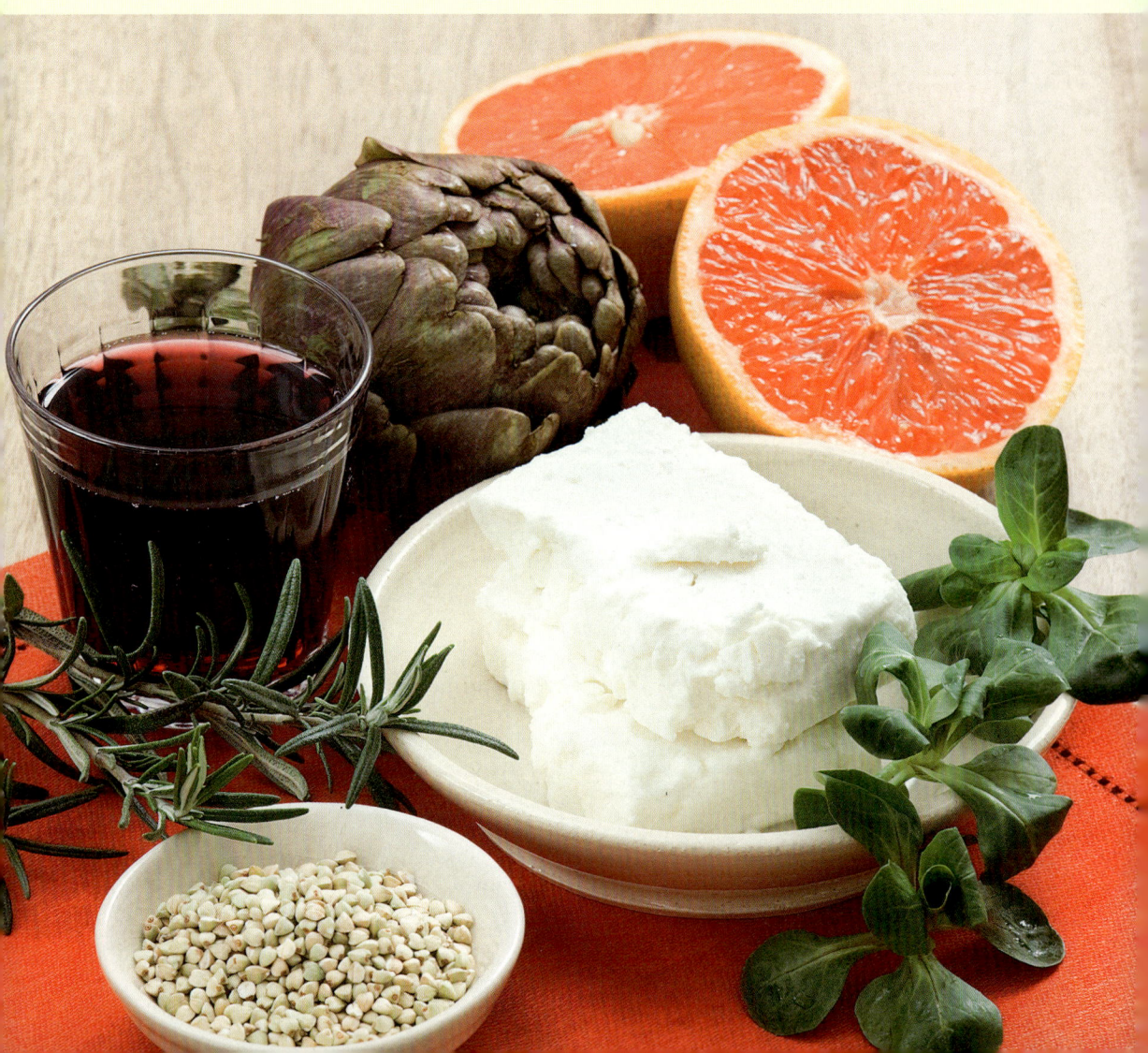

Ernährung

- Lebensmittel des Elements Feuer bereichern jetzt den Speiseplan. Da die meisten davon jedoch die Hitze noch steigern – wie z.B. Fleisch –, sollten sie nur sparsam eingesetzt werden beziehungsweise eher kühlend wirkende bevorzugt werden, wie Buchweizen, Chicorée, Pastinaken und Rucola.

- Entgegen der landläufigen Meinung sind Kaltgetränke keine gute Wahl, denn sie kühlen den Körper zu stark ab und erzeugen ein Ungleichgewicht der Temperatur zwischen innen und außen.

- Warme Getränke, ja sogar heißes Wasser, sind wesentlich besser für den Energiehaushalt. Aus diesem Grund sollten Sie auch öfter einmal scharf essen, damit sich die innere und die äußere Temperatur angleichen.

- Auf dem gleichen Prinzip basiert die auf den ersten Blick ungewöhnliche Empfehlung, Gekochtes Rohem vorzuziehen, das heißt, auch Salate aus gekochtem Gemüse zuzubereiten.

- Wasser verhindert ein Überschießen der Feuer-Energie, und schon allein deshalb sollten Sie viel trinken.

- Erde leitet überschüssiges Feuer ab, und entsprechend wichtig ist es, Lebensmittel aus diesem Bereich in den Mittelpunkt zu rücken. Eine besondere Empfehlung ist Tofu, der nicht nur Erde entspricht, sondern auch eine kühlende Wirkung hat.

**Ein Sommerrezept –
Drei-Bohnen-Suppe**
Diese einfache Suppe kühlt und entgiftet den Körper:

Jeweils 20 g Mungbohnen, kleine rote Bohnen (Azuki-Bohnen) und schwarze Bohnen in 600 ml leicht gesalzenem Wasser 40 Minuten lang kochen. Mit etwas Pfeffer abschmecken.

Bewegung

- Bewegung ja, aber in Maßen, denn gerade in der heißen Jahreszeit sollte jede unnötige Anstrengung vermieden werden. Qi Gong gehört deshalb zu den Bewegungsarten, die auch im Sommer einen optimalen Ausgleich erzeugen.

- Wer sportlich begeistert ist, sollte jetzt Sportarten bevorzugen, bei denen er mit anderen Menschen zusammen Spaß haben kann, z.B. Beach-Volleyball und Fußball.

Wellness

- Die Farbe Rot ist die augenfälligste Entsprechung für den Sommer, aber auch Orange und ein leuchtendes Gelb passen gut in diese Jahreszeit. Allerdings sollten Sie diese Farben wie alle Entsprechungen dieses Elements besonders sparsam verwenden. Setzen

Sie bei der Kleidung schöne Akzente, z.B. durch ein Accessoire oder ein Schmuckstück, vermeiden Sie es aber, sich von Kopf bis Fuß in Rot zu kleiden. Wer die oben genannten Farben gern mag, sollte Rosé, rötliche Brauntöne (Kupfer) und Violetttöne bevorzugen.

- Von allen Düften ist Lavendel wohl derjenige, der am deutlichsten die Assoziation mit Sommer in uns auslöst. Das Tolle: Lavendel belebt und beruhigt zugleich. Nutzen Sie ihn, um Ihre Wäsche zu beduften, oder tragen Sie ein mit Lavendelöl beträufeltes Taschentuch bei sich, an dem Sie immer wieder riechen. Das hat sich vor allem in Stresssituationen bewährt.

- Ergänzend dazu können eher bittere Düfte wie Fichtennadel oder Eichenmoos, die ebenfalls zu diesem Element gehören, zum Einsatz kommen.

- Heilsteine, die Sie sich zur Aktivierung der Feuer-Energie auflegen oder für eine Weile bei sich tragen können, sind: Ametrin, Aquamarin, Citrin, Feueropal, Gold, Pyrit, Rubin.

Feuer-Massageöl
Mischen Sie 50 ml Jojobaöl mit folgenden Duftölen:
5 Tropfen Cananga
4 Tropfen Sandelholz
4 Tropfen Vetiver
2 Tropfen Limette
2 Tropfen Kardamom
2 Tropfen Zimt
1 Tropfen Macisblüten

Freizeit

- Zwar sind Kochen und Backen typische Feuer-Aktivitäten, doch geht es bei diesem Element in erster Linie darum, etwas für das Herz zu tun – und das im weitesten Sinne. Insofern sind alle Tätigkeiten, die unser Herz öffnen, uns in Kontakt mit anderen Menschen bringen, ideal. Wenn also kochen, dann für andere, denn Liebe geht bekanntlich durch den Magen. Ob Picknick oder Barbecue: Feuer-Freizeit schließt andere Menschen mit ein. Und wann planen Sie die nächste Sommerparty mit Ihren Freunden?

Meditation

Das Qi des Feuers tendiert dazu, sich zu zerstreuen. Umso wichtiger ist es, sich immer wieder zu sammeln – gerade wenn Sie den ganzen Tag unterwegs sind, Freunde treffen, Spaß haben und das Leben an der freien Luft genießen. Machen Sie es sich in der Feuer-Phase des Jahres zur Gewohnheit, sich regelmäßig zurückzuziehen und für sich zu sein. Eine einfache Entspannungsübung genügt: Schließen Sie die Augen, atmen Sie in den Bauch, sammeln Sie das Qi im unteren Dan Tian, oder lassen Sie es wie auf Seite 19 beschrieben zirkulieren. Folgende Fragen helfen darüber hinaus, mit dem Feuer-Element in Ihnen in Berührung zu kommen:

- Finde ich ausreichend Gelegenheit, anderen Menschen zu zeigen, wie sehr sie mir am Herzen liegen?

- Wie ist es um die Sinnlichkeit in meinem Leben bestellt?

- Gibt es genügend Raum für Lust und sinnliche Erfahrungen in meiner Partnerschaft?

- Kann ich mein Bedürfnis nach Kontakt zu anderen Menschen ungehindert ausleben?

- Wie inspirierend ist meine Arbeit? Belebt mich das, was ich tue? Macht es mir Spaß?

- Habe ich genügend Gelegenheiten, das Leben auch von der heiteren Seite zu sehen? Wie ist mein Verhältnis zu Spaß und Humor?

- Fördert meine Umgebung meinen Optimismus? Bereitet mir der Umgang mit Menschen gute Laune?

Weitere Anregungen

- Entzünden Sie öfter eine Kerze, oder nutzen Sie die Gelegenheiten für ein Lagerfeuer.

- Die Chinesen sehen Stress als eine Funktion des Herzens. Sie sagen: Wenn die Tore des Herzens zu weit geöffnet sind, dann können wir uns anderen gegenüber zu wenig behaupten. Sind sie dagegen zu geschlossen, verlieren wir den Kontakt zu den Menschen. Versuchen Sie daher bei Stress zunächst herauszufinden, unter welcher Form des emotionalen Stresses Sie leiden. In beiden Fällen besteht der Schlüssel zur Stressverringerung darin, sich auf die Qualität der Beziehungen zu besinnen, die wir zu unseren Mitmenschen aufbauen. Richten Sie Ihre Aufmerksamkeit darauf, welche Beziehungen Ihnen guttun und welche nicht, und überlegen Sie dann: Wie kann ich Beziehungen, in denen es nicht so gut läuft, verbessern und zugleich meine eigenen Bedürfnisse offen und ehrlich mitteilen?

- Atemübungen regulieren die Feuer-Energie in uns. Hier eine weitere einfache Übung, die Sie in Stresssituationen ausprobieren können: Atmen Sie bewusst ein und aus. Zählen Sie bei jedem Ausatmen von zehn rückwärts. Sie werden merken, dass Sie mit jedem Atemzug ruhiger und aufmerksamer werden.

- Zukunft ist das große Thema des Elements Feuer. Nutzen Sie diese Phase, um sich einmal über Ihre eigene Zukunft Gedanken zu machen. Überlegen Sie: Wo möchten Sie in einem Jahr stehen? Wo in fünf Jahren? Wo in zehn Jahren? Wo in 20 Jahren? Was soll dann anders sein? Was soll sich verbessert haben? Wie sehen Sie sich selbst? Wie sehen Sie andere?

Ihr persönliches Jahreszeiten-programm – Herbst

Herbstzeit ist gleich Metallzeit. Energien, die Sie im Sommer gesammelt und gespeichert haben, werden nun sortiert und geklärt. Sie erkennen leichter, was wesentlich ist, und können sich leichter darauf konzentrieren.

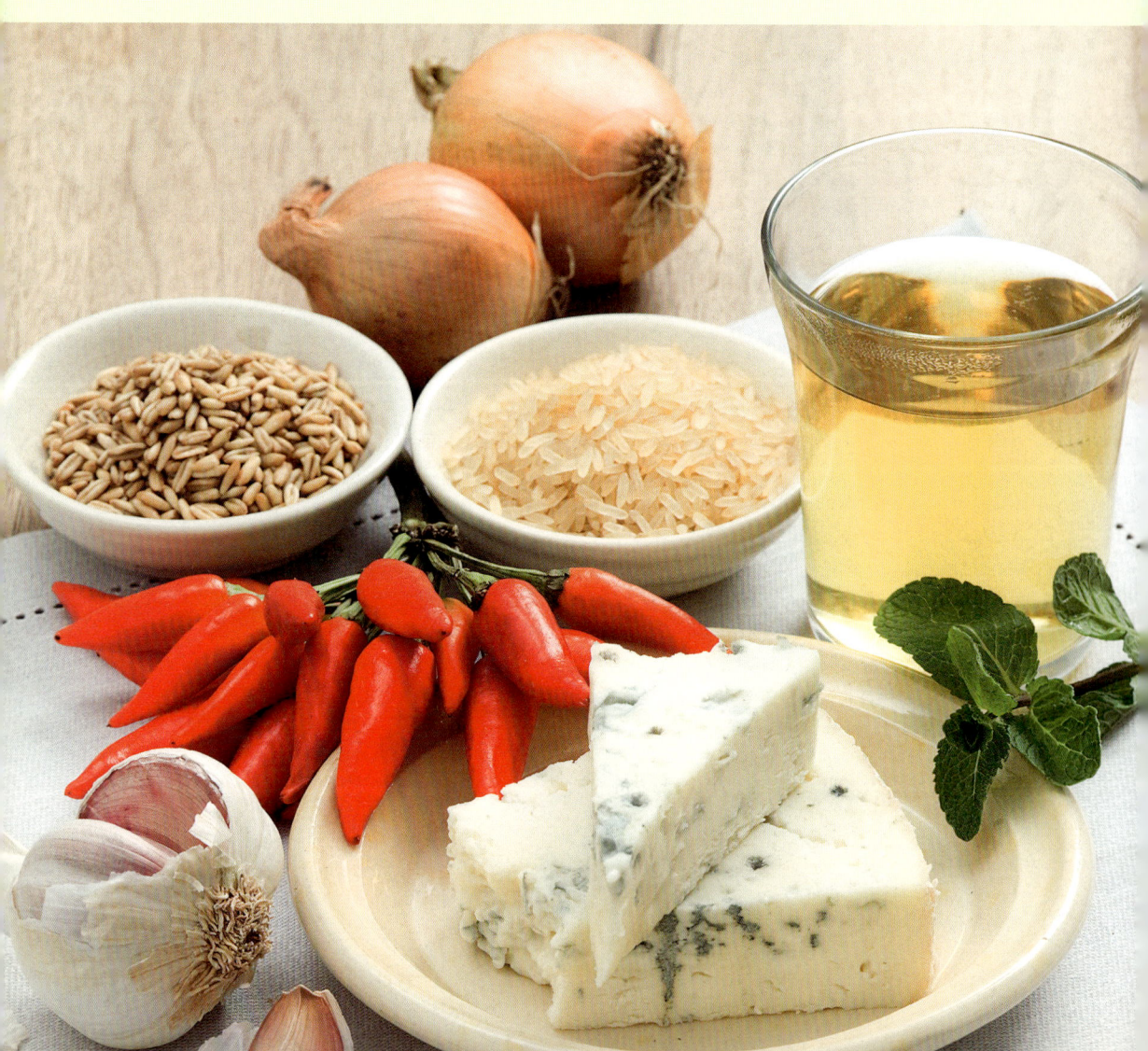

Ernährung

- Im Herbst stärken wir den Organismus mit Lebensmitteln, die Metall entsprechen. Dazu gehören Reis und alle würzigen Gemüsesorten wie Rettich, Radieschen und Zwiebeln, aber auch weiße Lebensmittel wie Kohlrabi, Blumenkohl und die Schwarzwurzel (die nur äußerlich schwarz ist).

- Lauchgemüse und Zwiebeln bereiten den Körper zusätzlich auf die kalte Jahreszeit vor und stärken das Immunsystem.

- Scharf ist der Geschmack des Metalls und entsprechend förderlich sind Zutaten wie frischer Ingwer. Scharf lässt sich nach der Lehre des Feng Shui übrigens hervorragend mit süß kombinieren wie z.B. in den würzigen indischen Chutneys.

- Das Element Wasser leitet ein Zuviel an Metall-Energie ab. Hülsenfrüchte wie Erbsen, Linsen, Bohnen harmonisieren daher im Herbst den Organismus und kräftigen ihn.

- Auch Entsprechungen des Elements Feuer können Metall vor einem Überschuss bewahren: Lammfleisch und andere rote Fleischsorten spenden jetzt Energie.

Ein Herbstrezept – Chrysanthemen-Tofu

Dieses verjüngende und schlankmachende Gericht wirkt Wunder, wenn es regelmäßig gegessen wird:

100 g Tofu in Würfel schneiden, mit 200 ml Wasser im Wok zum Kochen bringen und dann 20 g Chrysanthemenblüten (getrocknet oder frisch) dazugeben. Je nach Geschmack können Sie auch etwas Birne 20 Minuten mitkochen lassen.

Bewegung

- Dem Element Metall entspricht die Lunge. Viel an der frischen Luft zu sein ist daher wichtig, um die Metall-Energie in sich zu stärken.

- Gehen Sie wandern, nach Möglichkeit in den Bergen, denn auch diese sind eine wunderbare Metall-Entsprechung: Je höher Sie aufsteigen, umso weiter können Sie sehen und umso mehr Zusammenhänge werden Ihnen klar. Sie erkennen, was wirklich wichtig ist und was nicht.

- Beim Wandern können Sie auch sehr leicht Atemübungen absolvieren: Achten Sie einfach darauf, Schrittfolge und Atem in Einklang zu bringen. Für sich sein, mit sich ins Reine kommen ist in dieser Phase wichtiger, als sich mit anderen Menschen zu vergnügen. Typische Metall-Sportarten werden daher eher allein ausgeführt.

Wellness

- Weiß ist die Farbe des Metalls. Gemeint ist damit allerdings eher Farblosigkeit, denn die Farbe Weiß wird mit Vielfalt und damit auch der

Zerstreuung des Geistes assoziiert. Bei Metall geht es jedoch darum, sich auf das Wesentliche zu besinnen, weshalb farbliche Sparsamkeit angestrebt wird. Dem können Sie Rechnung tragen, indem Sie in Ihrer Farbwahl dezenter werden. Weißtöne in allen Nuancen, von Reinweiß bis Elfenbein, stärken jetzt das Metall-Qi in Ihnen – ob bei der Kleidung oder bei der Dekoration Ihrer Wohnung.

- Der typische Duft von Metall ist der Eukalyptus. Sein stechender, frischer Geruch klärt den Geist und schärft die Sinne. Stellen Sie eine Vase mit frischen Eukalyptuszweigen auf und atmen Sie jedes Mal tief durch, wenn Sie daran vorbeigehen. Das stärkt das Metall-Qi ungemein. Doch Vorsicht: Eukalyptus ist eine hochgiftige Pflanze und darf auf keinen Fall innerlich angewendet werden.

- Metall-Heilsteine können Ihnen helfen, mit Ihrer individuellen Metall-Kraft in Berührung zu kommen, indem Sie sie am Körper tragen oder immer wieder in die Hand nehmen. Dazu gehören: Chalcedon, Fossilien, Kupfer, Türkis, Falkenauge, Schneequarz, Smaragd.

Metall-Massageöl
Mischen Sie 50 ml Jojobaöl mit folgenden Duftölen:

10 Tropfen Ylang-Ylang
5 Tropfen Bergamotte
3 Tropfen Geranium
2 Tropfen Muskatellersalbei
1 Tropfen Pfeffer

Freizeit

- Auch wenn es Ihnen auf den ersten Blick ungewöhnlich erscheinen mag: Ordnung schaffen und aufräumen sind die idealen Freizeitbeschäftigungen für den Herbst. Nutzen Sie die Metall-Phase des Jahres, um sich von allem Überflüssigen zu befreien. Dazu gehören natürlich das Ausmisten und das Entrümpeln der Wohnung. Auch wenn Sie im ersten Moment vielleicht davor zurückschrecken, werden Sie schnell merken, wie gut es Ihnen tut, sich zu entlasten, indem Sie Ordnung schaffen. Die Klarheit, die sich dadurch einstellt, wird Ihr Leben ruhiger und Sie besonnener machen. Nehmen Sie sich in dieser Phase jeden Tag wenigstens eine Stunde Zeit, um etwas zu ordnen – sei es im Haushalt, in der Planung Ihrer Tätigkeiten oder in Ihren Beziehungen.

- Ebenfalls dem Element Metall zugeordnet werden Tätigkeiten, bei denen man sich gemeinsam auf etwas konzentriert. Typische Freizeitvergnügen sind z.B. der Spieleabend sowie gemeinsames Musizieren oder Basteln. In die Oper, ins Theater oder ins Kino gehen – auch das passt sehr gut in die Metall-Zeit.

Meditation

Metall und Meditation gehören eng zusammen, geht es doch darum, sich mit der Versenkung nach innen auf das Wesentliche zu konzentrieren und sich vom Lärm des Alltags zu distanzieren. Jede Art der Meditation ist geeignet, um das Metall-Qi in Ihnen zu stärken, vor allen Dingen die eher reglosen Varianten wie Zen-Meditation. Ob Sie sich dazu in Ihr stilles Kämmerlein zurückziehen oder sich auf einer Parkbank fünf Minuten Stille gönnen, ist vollkommen egal – nutzen Sie in dieser Zeit einfach jede sich bietende Gelegenheit, um Kraft aus der Stille zu schöpfen. Folgende Fragen helfen Ihnen darüber hinaus, mit Ihrem individuellen Metall-Qi in Berührung zu kommen:

- Gibt es Dinge, die ich in meinen Beziehungen, am Arbeitsplatz oder für mich selbst klären sollte?

- Bin ich von Menschen umgeben, die meine Wertvorstellungen und Ansichten über das Leben teilen? Wenn nicht, wie gehe ich damit um?

- Habe ich genügend Rückzugsmöglichkeiten und Gelegenheiten, für mich zu sein?

- Wie wichtig ist es für mich, zur Ruhe zu kommen?

- Was bedeutet Ordnung für mich? Was tue ich, wenn meine Vorstellung von Ordnung mit der der anderen nicht in Einklang zu bringen ist?

- Habe ich ausreichend Zeit, um mich übergeordneten Themen wie Kunst und Kultur, aber auch Politik und Gesellschaft zu widmen?

- Was bedeutet Spiritualität für mich?

- Wie viel Klarheit herrscht in meinem Leben?

Weitere Anregungen

- Dem Element Metall entspricht neben dem Thema Ordnung auch das Vollenden und Loslassen. Überlegen Sie: Welche »Baustellen« gibt es in Ihrem Leben? Wo sind noch Dinge zu klären oder zu einem Abschluss zu bringen? Legen Sie sich einen Plan zurecht, in dem Sie genau festhalten, wann Sie was unternehmen werden, um diese überfälligen Angelegenheiten zu erledigen. Manchmal kann es hilfreich sein, sich Folgendes zu überlegen: Wozu war es gut, dass ich noch nicht mit diesem oder jenem fertig bin? Wenn wir unsere Bemühungen zu einem Thema würdigen und erkennen, warum es uns so lange begleitet hat, fällt es uns oft leichter, es loszulassen.

- Wenn Sie Ordnung schaffen, räumen Sie nicht einfach nur auf, sondern überlegen Sie parallel: Was soll an die Stelle der Unordnung treten? Stellen Sie sich bildhaft vor, wie durch das Wenigerwerden des Chaos Ihr Wohlbefinden steigt und Sie mehr Raum für neue Ideen und mehr Platz für Ihre Bedürfnisse gewinnen. So polen Sie sich innerlich darauf, die Ordnung aufrechtzuerhalten, und verhindern, dass sie – wie so oft – schon nach kurzer Zeit wieder verloren geht.

Ihr persönliches Jahreszeiten-programm – Winter

Im Winter ziehen sich die Energien, die sich im zurückliegenden Teil des Jahres über der Erde entfaltet haben, unter die Erde zurück, um sich zu regenerieren. In dieser Jahreszeit ist es besonders wichtig, sich vor jedem Energieverlust zu schützen.

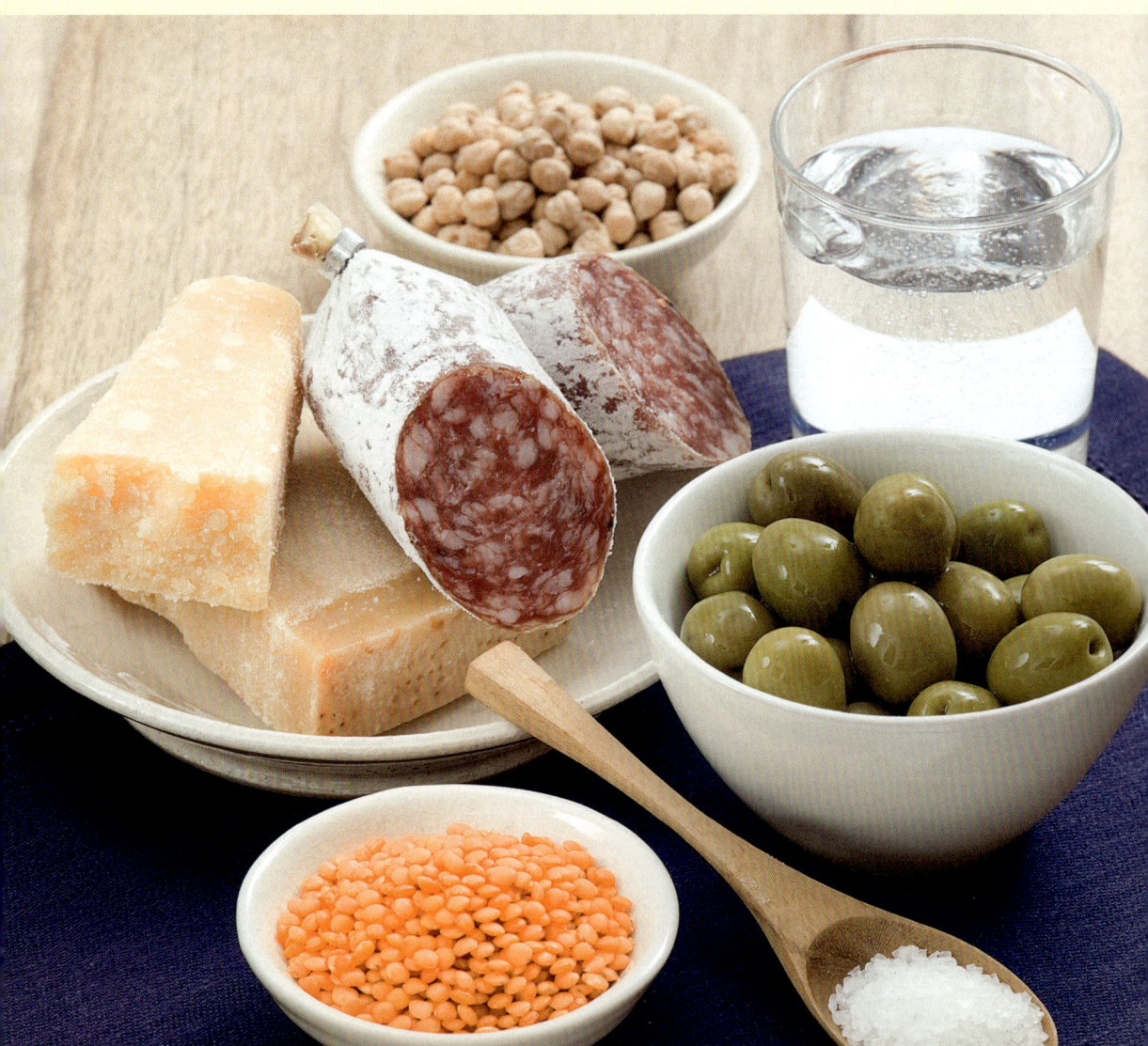

Ernährung

- Gerade weil die Kälte als besonders ungünstiger Einfluss auf den Organismus gilt, ist es ratsam, im Winter auf thermisch warme Lebensmittel zurückzugreifen und diesen im Speiseplan den Vorzug zu geben.

- Auch die Zubereitung der Speisen sollte darauf ausgerichtet sein, und so ist langes Kochen der Speisen, das diese mit Wärme anreichert, das Mittel der Wahl. Ideal sind Suppen und Eintöpfe.

- Bringen Sie häufig Wintersalate und frisches Gemüse auf den Tisch, um die Speisen nicht zu einseitig werden zu lassen.

- Warme und neutrale Nahrungsmittel des Elements Holz, wie beispielsweise Grünkern und Hühnchen, gehören ebenfalls auf den Teller, um die Wasser-Energie des Winters optimal zu harmonisieren.

- Auch das Erde-Element verhindert, dass Wasser überhand nimmt. Dementsprechend sind Hirse, Mais, Fenchel und Kürbis ideale Begleiter in dieser Jahreszeit.

- Auch Nüsse sind geeignet, denn sie gehören in der Regel ebenfalls zu den wärmenden Erde-Lebensmitteln.

- Vermeiden sollten Sie hingegen die gerade in der Wintersaison so beliebten Zitrusfrüchte wie Orangen und Zitronen, da sie stark kühlend wirken.

Ein Winterrezept – Chinesisches Rindergulasch (geschmort)

Das folgende Gericht nährt und ist gut gegen die Winterkälte:

200 g frisches Rindfleisch waschen und in etwa 3 cm große Würfel schneiden. Im Wok etwas Olivenöl erhitzen und 5 g Szechuan-Pfeffer zusammen mit 5 g Sternanis sowie 5 g zerkleinertem Ingwer darin anbraten. Dann das Fleisch dazugeben und 5 Minuten scharf anbraten. Danach 100 ml Wasser dazugeben und mit 10 g Zucker, 10 ml Sojasauce, 15 ml Rotwein, 10 g Datteln oder Mandarinenschale würzen. Das Ganze eine Stunde lang auf kleiner Flamme köcheln lassen.

Bewegung

Sich zu bewegen kostet Energie. Aus dieser Perspektive heraus ist es wichtig, im Winter jede Anstrengung so gut es geht zu vermeiden, um den Energiehaushalt im Gleichgewicht zu halten. Natürlich spricht nichts dagegen, auf ausgedehnten Spaziergängen oder beim Langlaufen die frische Winterluft und die Natur zu genießen, solange Sie dick genug »eingepackt« sind, um sich warm zu halten. Machen Sie es sich ansonsten lieber zu Hause gemütlich, und halten Sie sich mit einfacher Gymnastik und Dehnübungen in den eigenen vier Wänden fit. Auch regelmäßiges Qi Gong und Yoga halten Sie beweglich und den körpereigenen Qi-Fluss in Schwung. Typische Wintersportarten wie Skifahren und Snowboarden sind eher etwas für die Zeit, wenn der Winter sich dem Ende zuneigt, oder für den frühen Frühling.

Wellness

- Die Farbgebung von Wasser orientiert sich an dem Gedanken, dass Wasser Licht schluckt. So kommt es, dass die Farbe Schwarz als die typische Farbe des Wassers gilt. Doch ähnlich wie Rot sollten Sie Schwarz nur sehr vorsichtig und in begrenztem Maße einsetzen. Bei der Kleidung genügen einige Akzente und auch bei der Dekoration der Wohnung sollten Sie Schwarz eher zurückhaltend verwenden, z.B. um einen Farbkontrast zu erhöhen.

- Auch von einem typischen Wasser-Duft kann man kaum sprechen, denn Wasser riecht nicht – bestenfalls salzig oder mineralisch. Gehen Sie in der Winterzeit entsprechend sparsam mit Düften um. Es ist vielleicht die beste Zeit, um die Geruchsnerven zu schonen. Verzichten Sie also auf die Verwendung von allzu starkem Parfüm oder einer zusätzlichen Beduftung der Wohnung.

- Eine Ausnahme stellt Weihrauch dar, der das spirituelle Bewusstsein, das Wasser entspricht, wecken soll. Da viele Menschen diesen sehr intensiven Duft nicht ertragen, sollten Sie ihn nur zu besonderen Anlässen verwenden, z.B. um zu Weihnachten eine festliche Stimmung zu erzeugen. Zur allgemeinen Aromatherapie ist er weniger geeignet.

- Heilsteine dagegen können Sie problemlos anwenden. Tragen Sie einen der folgenden Mineralien in der Winterzeit bei sich, um Ihr individuelles Wasser-Qi zu harmonisieren: Perlen, Malachit, Covellin, Bergkristall.

Wasser-Massageöl
Mischen Sie 50 ml Jojobaöl mit folgenden Duftölen:

6 Tropfen Ylang-Ylang
6 Tropfen Sandelholz
3 Tropfen Geranium
2 Tropfen Patchouli
1 Tropfen Vanille
1 Tropfen Jasmin

Meditation

Die Vorstellungskraft ist der Schlüssel zur Meditation im Sinne des Elements Wasser. Wir stimulieren es immer dann in uns, wenn wir uns unseren Träumen hingeben. Daher ist die Empfehlung für den Winter, der Kraft der eigenen Phantasie Raum zu geben. Da während dieser Jahreszeit die Nächte ohnehin länger sind als die Tage, bekommt der Schlaf eine besondere Bedeutung – und damit auch unsere Träume. Beschäftigen Sie sich mit der Symbolik Ihrer Träume. Auch das Geschichtenerzählen regt die Phantasie an. In Zeiten, in denen die Menschen ihre Abende noch nicht vor dem Fernsehgerät verbracht haben, versammelten sie sich oft um das Feuer, um sich Märchen und Sagen zu erzählen. Beleben Sie diese Tradition wieder, indem Sie Freunde und Familie zu Leseabenden einladen, am besten an einem Kamin. Folgende Fragen helfen Ihnen darüber hinaus, mit Ihrer Wasser-Energie in Berührung zu kommen:

- Wie gehe ich mit Einsamkeit um? Wie viel Rückzug brauche ich – wie viel bekomme ich?

- Wie ehrlich bin ich anderen Menschen gegenüber? Verberge ich etwas? Was würde geschehen, wenn ich es anderen offenbarte?

- Wie groß ist mein Bedürfnis nach Philosophie und geistigem Tiefgang?

- Nutze ich die Kräfte meiner Phantasie in einem für mich zufriedenstellenden Ausmaß? Wird meine Phantasie von anderen gewürdigt?

- Wie wichtig ist mir Privatsphäre, und habe ich genügend Raum für mich selbst?

- Wie wichtig sind mir Wissen und Weisheit? Worin sehe ich den Unterschied?

- Gibt es in meinem Leben Rätsel, die ich gern lösen möchte? Warum habe ich sie noch nicht gelöst? Was wäre der erste Schritt, um sie zu lösen?

- Wie gut kenne ich meine eigenen Bedürfnisse? Und wie gut kann ich sie nach außen kommunizieren?

Weitere Anregungen

- Gehen Sie durch Ihre Wohnung und überlegen Sie: Wo könnte ein Zimmerbrunnen für mehr Frische sorgen?

- Stellen Sie auf Ihrem Schreibtisch eine durchsichtige Glaskugel auf. Immer wenn Sie nach Inspiration suchen, blicken Sie in diese Kugel, und beobachten Sie, welche Bilder dabei vor Ihrem geistigen Auge auftauchen.

- Hören Sie in dieser Zeit viel Musik, am besten klassische von Komponisten wie Vivaldi, Mozart oder Bach. Besuchen Sie Opern bzw. Musicals, und gehen Sie gemeinsam mit Ihren Freunden dorthin, um anschließend mit ihnen über das Erlebte zu sprechen.

- Machen Sie selbst Musik! Greifen Sie an den langen Winterabenden öfter einmal zu Ihrem Musikinstrument. Wenn Sie keines spielen, ziehen Sie in Erwägung, eines zu lernen. Natürlich können Sie auch singen, insbesondere das Singen im Chor bringt die Energie in Fluss.

- Suchen Sie Kontakt zu anderen Menschen, um über den tieferen Sinn des Lebens zu reflektieren.

- Denken Sie über folgendes Zitat von Laotse nach:

»Auf der ganzen Welt gibt es nichts Weicheres und Schwächeres als das Wasser. Und doch in der Art, wie es dem Harten zusetzt, kommt nichts ihm gleich. Es kann durch nichts verändert werden. Dass Schwaches das Starke besiegt und Weiches das Harte besiegt, weiß jedermann auf Erden, aber niemand vermag danach zu handeln.«

Blate, Michael: *Das Akupressur Handbuch zur Soforthilfe für den Alltag.* Neue Erde, Saarbrücken 1999

Brecher, Paul: *Energieströme des Körpers – Geheime Künste.* Taschen Verlag, Köln 2004

Clark, Angus: *Qigong: Geheime Künste.* Taschen Verlag, Köln 2005

Eckert, Achim: *Das heilende Tao.* Bauer Hermann Verlag, Freiburg 2002

Elias, Jason/Ketcham, Katherine: *Selbstheilung mit den Fünf Elementen.* O. W. Barth, Bern 2002

Fischer-Schreiber, Ingrid: *Das Lexikon des Taoismus.* Goldmann, München 1996

Gach, Michael Reed: *Heilende Punkte. Knaur MensSana,* München 2000

Grandjean, Michael/Birker, Klaus: *Das Handbuch der Chinesischen Heilkunde.* Joy-Verlag, Oy-Mittelberg 2006

Hammer, Leon: *Psychologie und Chinesische Medizin.* Joy-Verlag, Oy-Mittelberg 2000

Heider De Jahnsen, Manuela: *Das große Handbuch der Chinesischen Ernährungslehre.* Windpferd, Aitrang 2006

Kaptchuk, Ted J.: *Das große Buch der chinesischen Medizin.* Fischer, Frankfurt 2006

Karstädt, Uwe: *Ganz in meinem Element.* Schirner, Darmstadt 2005

Kasenda, Sie Lukas: *Fünf Elemente Qi Gong.* Kösel, München 2000

Kubny, Manfred: *Qi - Lebenskraftkonzepte in China.* Karl F. Haug, Stuttgart 2002

Laotse/Yutang, Lin: *Die Weisheit des Laotse.* Fischer, Frankfurt 2002

Laotse: *Tao Te King, Diederichs,* München 2008

Ni, Maoshing: *Der gelbe Kaiser.* Fischer, Frankfurt 2008

Nichterl, Claudia: *Die 5 Elemente Küche.* Av Buch, Wien 2007

Redl, Franz/Diolosa,Claude/Hoffman, Kay: *Die Welt der Fünf Elemente.* Bacopa, Schiedlberg 2001

Sabernig, Katharina: *Tiger bändigt Drache.* Bacopa, Schiedlberg 2002

Temelie, Barbara: *Ernährung nach den Fünf Elementen.* Joy-Verlag, Oy-Mittelberg 1999

Weidner, Christopher A.: *Feng Shui – Du bist, wie Du liebst.* Knaur Ratgeber Verlag, München 2007

Weidner, Christoph A.: *Feng Shui gegen das Chaos auf dem Schreibtisch.* Rowohlt, Reinbek bei Hamburg 2004

Register

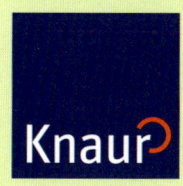
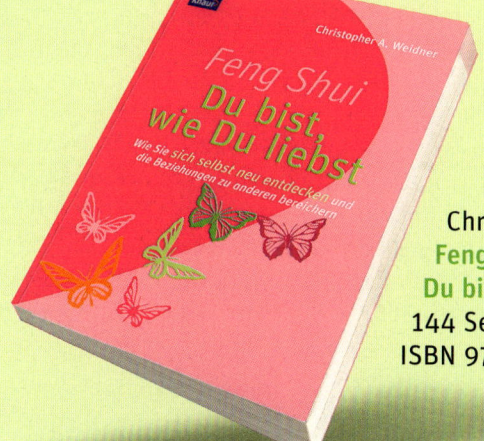

Unser besonderer Dank gilt der Übersetzerin Bettina Englerth, die uns während der Arbeit an diesem Buch stets mit Rat und Tat zur Seite stand. Sie half uns mit großer Geduld und Kompetenz kommunikative Hürden zu überwinden und sorgte so für diverse Aha-Effekte.

Bibliografische Information der Deutschen Nationalbibliothek

Die Deutsche Nationalbibliothek verzeichnet diese Publikation in der Deutschen Nationalbibliografie; detaillierte bibliografische Daten sind im Internet über http://dnb.d-nb.de abrufbar.

© 2008 Knaur Ratgeber Verlag
Ein Unternehmen der Droemerschen Verlagsanstalt Th. Knaur Nachf. GmbH & Co. KG, München
Alle Rechte vorbehalten.

Wichtiger Hinweis

Die im Buch veröffentlichten Ratschläge wurden von Verfassern und Verlag mit größter Sorgfalt erarbeitet und geprüft. Eine Garantie kann jedoch nicht übernommen werden. Ebenso ist eine Haftung der Verfasser bzw. des Verlages und seiner Beauftragten für Personen-, Sach- oder Vermögensschäden ausgeschlossen.

Bildnachweis

Umschlagfoto:
Getty Images / Wataru Yanagida

Fotos:
Klappe vorne: Getty Images / Holly Wilmeth u. li.; Brigitte Sporrer u. re.; Alexander Kupka o. li, o. re.
Klappe hinten: Photodisc
Getty Images / Richard Bloom S. 46 / Holly Wilmeth S. 4; Photodisc S. 28–39; Markus Röleke S. 14, 22, 116; Brigitte Sporrer S. 122, 124, 128, 132, 136; Christopher Weidner S. 15, 49, 50, 117; FinePic, München S. 77–81
Alle Übungs- und Akupressurfotos: Alexander Kupka, München
Alle Grafiken und die Bambus-Illustration: Dorothee Griesbeck, München

Projektleitung: Caroline Colsman
Redaktion: Andreas Kobschätzky
Bildredaktion: Sylvie Busche (Ltg.), Markus Röleke
Herstellung: Veronika Preisler
Umschlaggestaltung, Layout und Satz: griesbeckdesign, München
Reproduktion: Repro-Ludwig, A-Zell am See
Druck und Bindung: Firmengruppe APPL, aprinta druck, Wemding

Printed in Germany

ISBN 978-3-426-64916-9

5   4   3   2   1

Bitte besuchen Sie uns auch im Internet unter der Adresse:
www.droemer-knaur.de/ratgeber
Weitere Titel aus den Bereichen Gesundheit, Fitness und Wellness finden Sie im Internet unter: www.wohl-fit.de